Rauchfrei glücklich

Der Weg zum Nichtrauchen

gesundheit aktuell

Dr. med. Stefan Frädrich
Christina Frädrich, Ingo Buckert

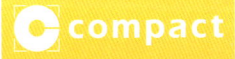

Bisher sind in dieser Reihe u. a. erschienen:

- Asthma
- Gesund abnehmen
- Bluthochdruck

- Stress bewältigen
- Schlafstörungen
- Herzinfarkt

Die Autoren

Dr. med. Stefan Frädrich: (www.stefan-fraedrich.de) Experte für erfolg-reiche Selbstmotivation sowie freier Trainer, Coach, Redner, Autor und TV-Moderator. Entwickelte gemeinsam mit Ingo Buckert und Thilo Baum das Seminar "Nichtraucher in 5 Stunden" (www.nichtraucher-in-5-stunden.de), das mittlerweile ein stetig wachsendes Trainerteam im gesamten deutschsprachigen Raum durchführt. Mitglied des Exper-tenrats der Mentor-Stiftung und Gründungsmitglied der Deutschen Gesellschaft für Nikotinprävention (www.nikotinprävention.de).

Christina Frädrich: (www.christina-fraedrich.de), Studium an der RWTH Aachen Geografie, Wirtschaftsgeografie und VWL, Ausbildung zur Arzthelferin, Weiterbildung zur Fachkauffrau für Marketing und Ausbil-dung zur Psychologischen Beraterin. Als freie Trainerin im Bereich Nichtraucherseminare, Nikotinprävention und Kommunikation tätig.

Ingo Buckert: (www.ingo-buckert.de) Studium der Sportwissenschaf-ten an der Deutschen Sporthochschule in Köln mit Schwerpunkten Sportökonomie, Publizistik und Prävention. Als freier Trainer und Au-tor für die Themenbereiche Motivation, Bewegung, gesunde Ernährung und Nikotinprävention innerhalb des Instituts für Gesund-heitscoaching (www.ifgc.de) tätig.

© 2007 Compact Verlag München
Alle Rechte vorbehalten. Nachdruck, auch auszugsweise,
nur mit ausdrücklicher Genehmigung des Verlages gestattet.
Alle Angaben wurden sorgfältig recherchiert, eine Garantie
bzw. Haftung kann jedoch nicht übernommen werden.
Chefredaktion: Dr. Angela Sendlinger
Redaktion: Uta Lux
Produktion: Wolfram Friedrich
Titelabbildungen: mauritius images (u.), ifa Bilderteam (o. 1. v. l.),
Klosterfrau Gesundheitsdienst (o. 2., 3. und 4. v. l.)
Typografischer Entwurf: Axel Ganguin
Umschlaggestaltung: Axel Ganguin

ISBN 978-3-8174-6278-0
5462781

Besuchen Sie uns im Internet: www.compactverlag.de

Vorwort

Sozialer Wohlstand, moderne Technik und die Fortschritte der Medizin haben den Gesundheitszustand der Bevölkerung spürbar verbessert und ermöglichen ein längeres Leben mit weniger gesundheitlichen Beeinträchtigungen. Es wird aber auch immer deutlicher, welch großen Einfluss jeder Einzelne selbst auf seine Gesundheit oder auf den Verlauf einer Krankheit hat. Regelmäßige Bewegung, gesunde und ausgewogene Ernährung, eine nikotinfreie Lebensweise und die aktive Bewältigung von Stress halten gesund oder unterstützen zumindest dort, wo die Gesundheit bereits angeschlagen ist. Häufig bieten auch Selbsthilfegruppen Unterstützung, deren Arbeit wiederum aktiv von der BKK gefördert wird.

Nicht immer sind wir uns dieser Einflussmöglichkeiten bewusst. Gesundes Verhalten wirkt – ebenso wie gesundheitsschädliches Verhalten – oft erst zeitverzögert. Ein gesunder Lebensstil wird daher (leider) häufig dann erst zum Thema, wenn Beschwerden oder Erkrankungen die Betroffenen wach gerüttelt haben. Aber auch dann gibt es noch Chancen: Bewegung, gesunde Ernährung und Entspannung stärken Ihre Gesundheit und verbessern Ihr Wohlbefinden in jedem Lebensabschnitt, in jeder Lebenssituation. Oft sind es ganz einfache Veränderungen im Alltag, die schon Verbesserungen bringen, ohne mit größeren Kosten oder Mühen verbunden zu sein.
Die BKK hat dies schon lange erkannt und sich in allen Lebenswelten – bei der Arbeit wie in der Freizeit – als engagierter Vorreiter für Gesundheitsförderung und Prävention etabliert. Krankheiten vorzubeugen wo immer es geht, ist eines ihrer vordringlichsten Ziele. Im Falle einer Krankheit bietet die BKK ihren Versicherten deshalb über die qualitätsgesicherte Versorgung hinaus Hilfen an, um durch Veränderungen des eigenen Lebensstils gesundheitliche Einschränkungen zu vermindern und ein möglichst unbelastetes Leben führen zu können. Einen Beitrag hierzu liefert auch die vorliegende Ausgabe des Buches „Rauchfrei glücklich – Der Weg zum Nichtrauchen". Details zu weiteren Angeboten erhalten Sie bei Ihrem Ansprechpartner in einer der rund 200 Betriebskrankenkassen in Deutschland oder im Internet auf der Homepage des BKK Bundesverbandes unter der Adresse www.bkk.de.

K.-Dieter Voß
BKK Bundesverband
Mitglied des Vorstandes

Das Leben als Frischluftatmer

Begrifflichkeiten

In der gesellschaftlichen Diskussion um den blauen Dunst treffen häufig zwei stark gegensätzliche Positionen aufeinander: die der Raucher und die der Nichtraucher. Dabei betrachten die Raucher ihre nicht rauchenden Mitmenschen meist als spießige, mit erhobenem Zeigefinger auftretende Genussverweigerer und Spaßverderber. Umgekehrt sehen die Nichtraucher in Rauchern rücksichtslose, süchtige Menschen, die sich ihre Abhängigkeit schönreden. Jede Seite verteidigt ihren Standpunkt heftig, will die eigenen Bedürfnisse schützen oder sogar ausweiten.

Die Bezeichnung Nichtraucher ist eigentlich unglücklich gewählt, weil sie viel zu negativ klingt. Als ob den Betroffenen etwas fehle oder sie zu etwas Wünschenswertem nicht in der Lage seien (ähnlich wie z. B. beim Begriff „Nichtschwimmer"). Dabei ist doch nicht zu rauchen und dafür frische Luft einzuatmen der gesunde Normalzustand!
Es gibt also Menschen, die rauchen müssen, und Menschen, die sich freuen, nicht rauchen zu müssen. Viele Raucher wären, was das Rauchen betrifft, lieber „gesund", also „Frischluftatmer", so wie ihre nicht rauchenden Mitmenschen.

Für diese aufhörwilligen Raucher ist dieses Buch gedacht. Dabei geht es nicht darum, das Rauchen „aufzugeben" oder auf das Rauchen „verzichten zu müssen", sondern darum, ohne Angst vor Versagen, vor Entzugserscheinungen, vor der Gewichtszunahme oder anderen Horrorgeschichten mit dem Rauchen wieder und endgültig aufhören zu können, zu dürfen.

Nicht mehr zu rauchen, ist kein Verlust!

In der herkömmlichen wissenschaftlichen Diskussion wird meistens vom „Rauchenaufgeben" oder dem „Rauchverzicht" gesprochen. Diese Formulierungen enthalten die Aussage, dass man etwas Tolles verlieren wird und viele schöne Dinge in seinem weiteren Leben vermissen muss, vielleicht niemals mehr erleben kann. Das ist natürlich Unsinn, doch als Raucher denkt man oft so.

Jeder Raucher war schon einmal Nichtraucher!
Dieses Buch richtet sich aber nicht nur an Raucher, sondern auch an Nichtraucher. Denn es soll nicht nur Rauchern den Weg zum „Frischluftatmen" ermöglichen, sondern auch helfen, mehr Verständnis füreinander zu entwickeln. Wenn Raucher und Nichtraucher offen und freundlich miteinander umzugehen lernen und die Zusammenhänge des Rauchens verstehen wollen, haben sie mit diesem Buch eine echte Chance auf neue Erkenntnisse und Erfahrungen.
Und übrigens: Viele heutige Nichtraucher haben früher geraucht. Umgekehrt war jeder Raucher früher einmal ein Nichtraucher. Denn bevor man mit dem Rauchen anfängt, ist man „Frischluftatmer". Die meisten Menschen werden erst als Jugendliche zu Rauchern, da in diesem Alter Zigaretten gern für ein Symbol des Erwachsenseins gehalten werden. Jeder Nichtraucher muss anfangs erst hart dafür trainieren, dass er den Zigarettenrauch überhaupt einatmen kann. Wenn man es dann endlich „geschafft" hat, raucht man in der Regel jahrelang weiter, bis man sich dazu entscheidet, endlich wieder frische Luft zu atmen. Wichtig ist, dass diese Entscheidung immer bewusst und freiwillig getroffen wird.

Treffen Sie jetzt die richtige Entscheidung!

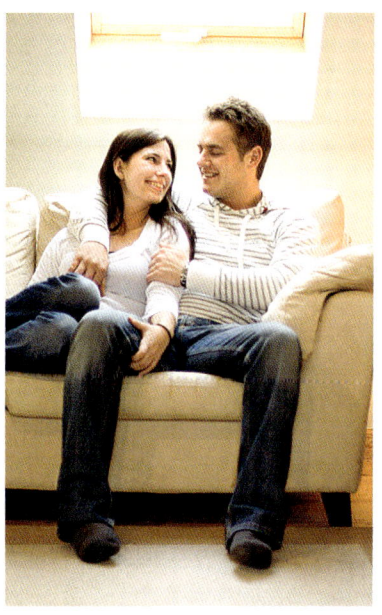

Je mehr man über das Rauchen weiß und je respektvoller mit Rauchern umgegangen wird, umso leichter wird diese Entscheidung auch fallen. Mit dem Rauchen wieder aufzuhören, ist also im Wesentlichen eine Frage des Wissens, der guten Vorbereitung und des Bewusstseins, eine wichtige Entscheidung tur sein welteres Leben zu treffen: In welche Richtung soll es gehen? Jeder Raucher kann wieder „Frischluftatmer" werden. Nehmen Sie es jetzt in Angriff! Das vorliegende Buch zeigt Ihnen, wie es gelingen kann. Viel Spaß und vor allem Erfolg.

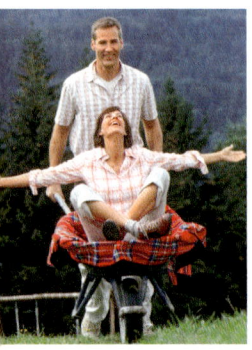

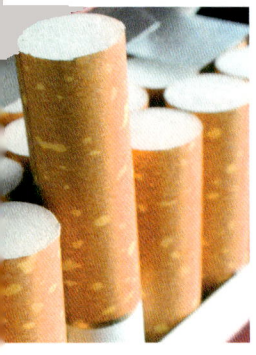

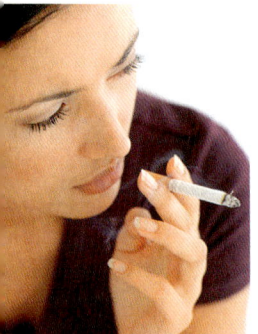

Ausstiegsmöglichkeiten 96

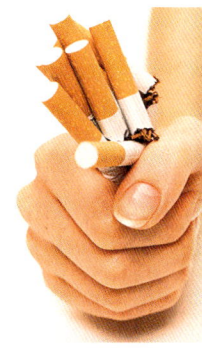

Dauerhaft Nichtraucher bleiben 106

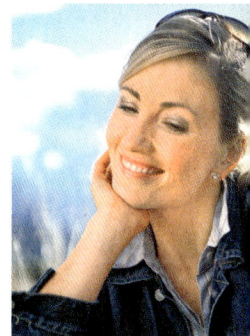

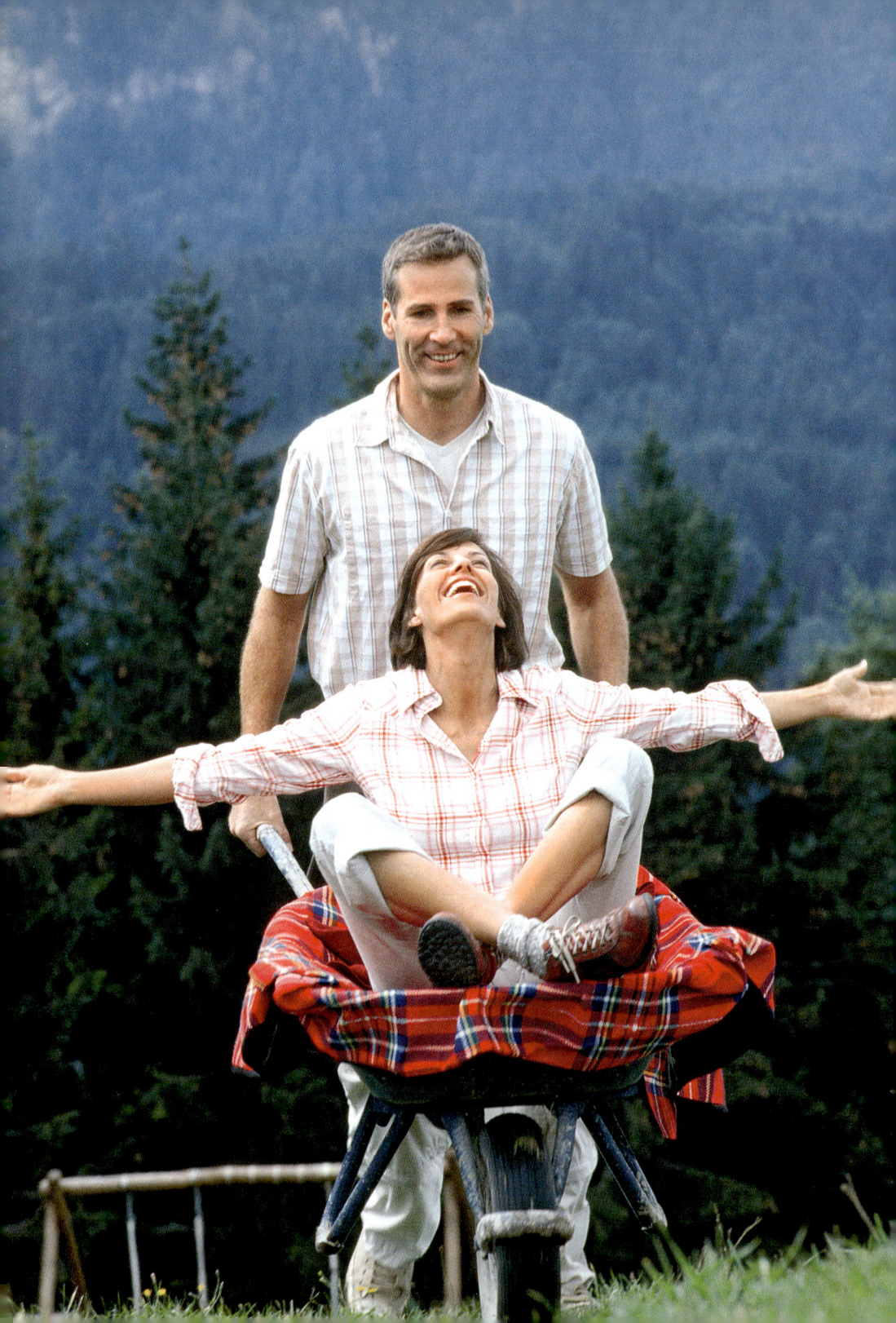

Die richtige Einstellung

Sind Sie Raucher? Sie heben jetzt wahrscheinlich den Arm und bekennen sich dazu. Wäre es für Sie ein gutes Ziel, Nichtraucher zu werden? Auch hier werden Sie bestimmt zustimmen. Am Ende des Buchs werden Sie die Frage „Sind Sie Nichtraucher?" mit einem freudigen „Ja" beantworten können! Das glauben Sie nicht? Nur Mut, Sie werden sehen, dass es viel einfacher ist, als Sie jetzt vielleicht noch glauben. Seien Sie bitte offen für neue Gedanken und hinterfragen Sie alles, was Sie bisher über das Rauchen gedacht und gehört haben. Mit der richtigen Einstellung kann es sogar richtig Spaß machen, mit dem Rauchen aufzuhören.

Lust auf ein Leben als Nichtraucher

Das vorliegende Buch soll Ihnen zu neuen Überzeugungen verhelfen, Überzeugungen, die Sie für sich selbst erkennen und später auch anwenden können. Das Ziel des Buchs ist erreicht, wenn Sie die Mechanismen des Rauchens erkannt haben. Denn dann können Sie ganz problemlos wieder mit dem Rauchen aufhören.

Dabei wird das Aufhören einfacher sein als das Anfangen. Sie mussten sich das Rauchen damals erst mühsam antrainieren und sich vielfach überwinden, giftigen Rauch zu inhalieren. Dazu war viel Willensstärke notwendig. Mit der Methode „Willenskraft" werden Sie das Rauchen aber nicht mehr dauerhaft los. Und Abschreckung und Schwarzmalerei bewirken eher Frust und Resignation. Um einen individuellen Weg hin zu einem gesunden Leben als „Frischluftatmer" zu finden, benötigen Sie nur die richtige Information und die dadurch erlangte Selbstsicherheit, die korrekte Entscheidung zu treffen.

Tauziehen im Kopf

Warum haben Raucher dieses ständige Tauziehen im Kopf? Eigentlich wissen sie, dass Rauchen krank und süchtig macht, vielleicht sogar tötet. Aber die erste Zigarette des Tages zum Kaffee möchte man nicht missen, die Verdauungszigarette nach jedem Essen ist ein Muss, in Stresssituationen gibt einem der Glimmstängel innere Ruhe und in geselliger Runde gehört die Zigarettenpackung einfach dazu.

Was hält einen eigentlich immer wieder davon ab, die Kippen nicht einfach in die Ecke zu schmeißen

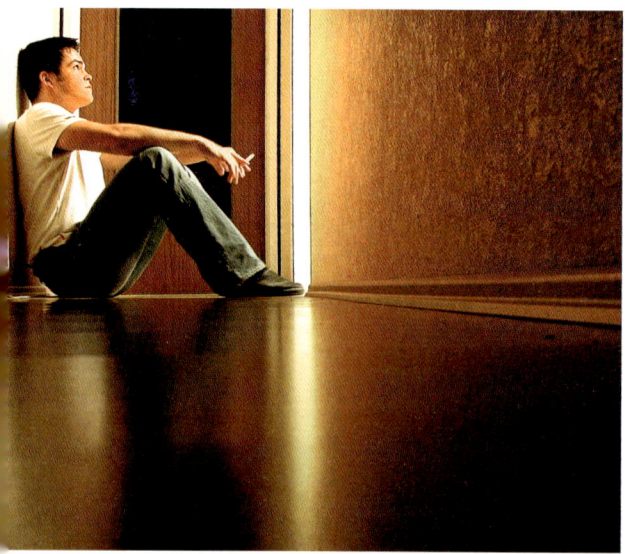

und zu sagen: „Das war's jetzt, diesen Dreck fasse ich nicht mehr an?" Dass es die richtige Entscheidung wäre, ist eigentlich jedem klar – aber eben nur eigentlich! So schiebt man den Entschluss „Ich werde wieder Nichtraucher!" häufig lange vor sich her.

Wissen ist Macht

Natürlich kann jeder für sich selbst das Rauchen positiv oder negativ bewerten. Objektiv bewerten lässt sich diese Angewohnheit allerdings erst dann, wenn einem klar geworden ist, was denn nun wirklich so toll ist am Rauchen und ob das überhaupt stimmt. Erst dann kann jeder eine für sich persönlich geltende Bilanz ziehen.

Um diese bedeutende Entscheidung treffen zu können, ist es wichtig, die Mechanismen und Wirkungsweisen des Rauchens zu kennen und zu verstehen. Den meisten Rauchern fehlt dieses Wissen aber, weshalb sie auch nur schwer zu einer objektiven Entscheidung kommen können.
So fragen sich viele Raucher: Wer kann mir eigentlich helfen, mit dem Rauchen aufzuhören? Von wem kann ich wichtige Informationen bekommen, damit es dieses Mal funktioniert? Wer zeigt mir einen Weg, an dessen Ende ich ohne schreckliche Entzugser-

Die Gedanken sind frei

Alles ist Ansichtssache. Wir können mit unseren Gedanken bestimmen, was uns wichtig und wertvoll ist. Dies hat Auswirkungen auf unsere emotionale Einschätzung. Menschen können sich in etwas hineinsteigern oder den Gedanken abstellen und die Dinge positiv betrachten.

scheinungen dauerhaft „Frischluftatmer" werde und dabei trotzdem noch gute Laune habe? Auf diese Fragen fällt den meisten auf Anhieb keine Antwort ein.

Sie können eine sehr wichtige Entscheidung für sich und Ihr weiteres Leben treffen: Sie können wieder zum Nichtraucher werden. Dabei gibt es verschiedene Wege. Die in den folgenden Kapiteln aufgeführten Tipps und Anleitungen geben Ihnen Werkzeuge an die Hand, mit denen Sie ohne Druck, Zwang und Gewalt Ihr Leben verändern können.

Denken Sie positiv!

Sind Sie grundsätzlich eher positiv oder negativ motiviert? Ertappen Sie sich manchmal dabei, dass Sie denken: „Das schaffe ich nie!"? Oder sagen Sie sich eher: „Ich schaffe das, das bekomme ich hin!" Mit welcher Variante

sind Sie wohl erfolgreicher? Welchen Einfluss hat die persönliche innere Einstellung auf das Ergebnis einer Entscheidung, sei es nun der Entschluss, ein neues Projekt in Ihrem Job zu übernehmen, oder das Vorhaben, mit dem Rauchen aufzuhören?

Wenn Sie sich von Anfang an sagen: „Mit dem Rauchen aufzuhören, schaffe ich nie!", machen Sie es sich zusätzlich schwer. Leichter wird es, wenn Sie sich selbstbewusst bestätigen: „Das kann ich!"

Auch auf dem Weg zum Nichtraucher sollten Sie deshalb immer positiv denken und sich die Personen vor Augen führen, die es geschafft haben, nicht diejenigen,

Merke

Lesen Sie dieses Buch mit Offenheit und Lust auf etwas Neues! Stehen Sie dem Inhalt jedoch auch kritisch gegenüber. Seien Sie ruhig skeptisch, aber bitte auch ein wenig kritisch gegenüber sich selbst und Ihrem bisherigen Leben als Raucher.

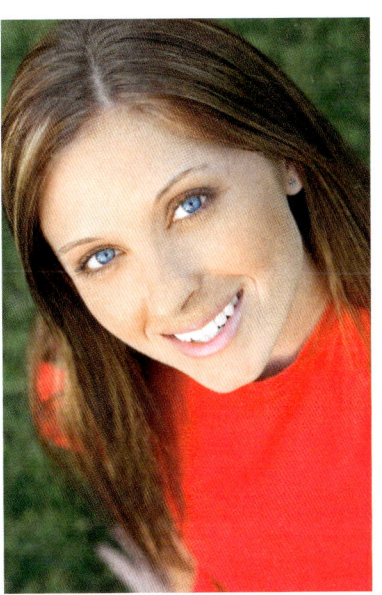

die gescheitert sind! Es gibt sehr viele erfolgreiche „Exraucher", also sollten Sie sich Mut machen und die Sache optimistisch angehen: „Was andere schaffen, das kann ich auch!"

Ich darf aufhören!

Jeder Raucher würde sofort mit dem Rauchen aufhören, wenn er wüsste, wie leicht das geht und wie gut man sich als Nichtraucher fühlt. Doch viele Raucher haben Angst aufzuhören, weil sie denken, sie würden etwas vermissen und es vermutlich sowieso nicht schaffen. „Ich darf nicht rauchen. Ich muss aufhören. Und wenn ich es nicht schaffe, mache ich mich lächerlich und verliere mein Ge-

sicht – vor mir selbst und vor meinen Freunden und Bekannten." Das ist der Satz, mit dem sich Raucher selbst unter Druck setzen.

Wenn Sie mit solchen negativen Gedanken im Kopf versuchen, mit dem Rauchen aufzuhören, werden Sie das Nichtrauchen als Verlust empfinden und damit auch eine vermeintliche Minderung an Lebensqualität erwarten.

Nach der Lektüre dieses Buches beginnen Sie, sich ab sofort auf das Positive zu konzentrieren. Sie blicken nicht mehr auf die Nachteile des Rauchens, sondern auf die Vorteile des Nichtrauchens, und lassen sich nicht mehr von Horrorgeschichten verunsichern oder von abschreckenden Beispielen Angst einjagen.

Aufhören – aber wann?

Der Weg zum Erfolg

Veränderung bedeutet zunächst einmal, dass Sie selbst aktiv werden und die richtige Entscheidung für sich treffen. Doch es gibt verschiedene Situationen in unserem Leben, in denen Veränderungen nicht leicht fallen, schon gar nicht, wenn uns jemand das „liebe Rauchen" verleiden will.

Manche Menschen denken auch, erfolgreiche Veränderungen seien eine anstrengende Sache. Dabei übersehen sie, dass sie schon

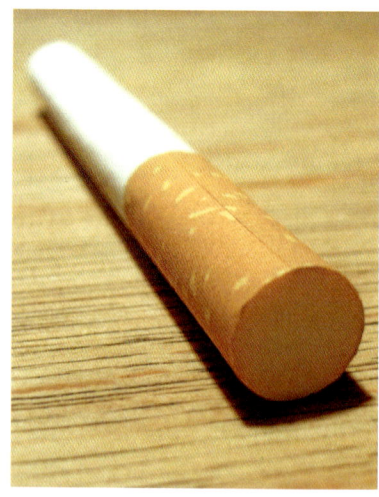

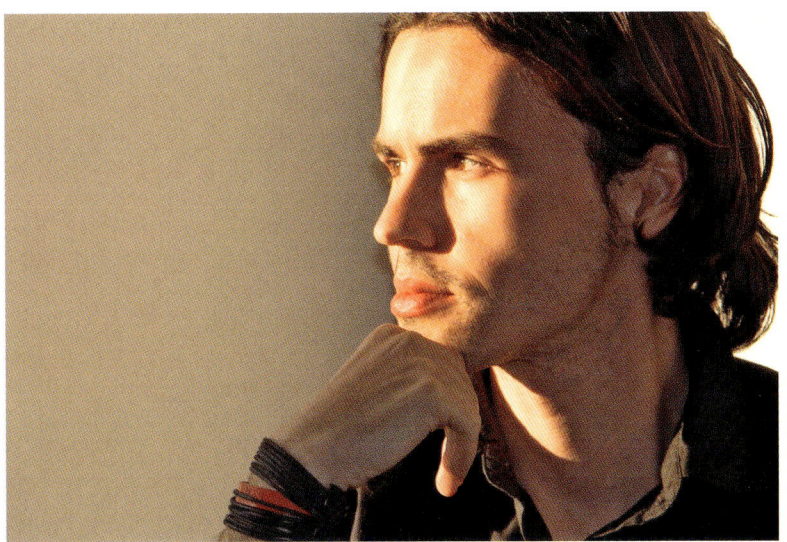

manche schwierigen Erfolge ohne viel Mühe erreicht haben. Wie kann man nun erfolgreich Nichtraucher werden?

Die richtige Antwort darauf lautet: indem man ein Ziel vor Augen hat. Und indem man sich zutraut, dieses Ziel zu erreichen. Wichtig ist dabei, dass es ein gutes Ziel sein muss. Und nicht rauchen zu müssen, wäre ein gutes Ziel!

Sind Sie nicht auch schon einmal aufgewacht und haben sich vorgestellt, wie schön es wäre, morgens aufzustehen und den Tag ohne Zigaretten beginnen zu können? Wie es wäre, nicht jeden Tag viel Geld für ein Gift auszugeben, das Sie vielleicht umbringt? Wie es wäre, nicht jeden Tag 20, 30 oder sogar 40 Zigaretten rauchen zu müssen, um sich so zu fühlen, wie man sich als „Frischluftat-mer" sowieso die ganze Zeit fühlen kann? Nämlich gut!

Um dieses Ziel, das Nichtrauchen, erreichen zu können, ist es zum einen wichtig, das Rauchen zu verstehen. Zum anderen erreicht man Ziele leichter, wenn sie Spaß machen. Kann es Spaß machen, mit dem Rauchen aufzuhören? Ja, das kann es! Mit einer solchen inneren Einstellung ist die Motivation am höchsten und Sie müssen nicht gegen innere Widerstände kämpfen. Hoch ist sie auch, wenn Sie sich an erfolgreichen Vorbildern orientieren können. Außerdem winkt Ihnen ja eine tolle Belohnung: ein langes und glückliches Leben ohne Sucht, Angst und Gestank, mit Geld, das man sich durch das Aufhören spart, voll Stolz auf die eigene Leistung und Freiheit von Abhängigkeiten.

Merke

Ohne zu rauchen, fühlt man sich so, wie Nichtraucher sich immer fühlen: nämlich gut! Mit diesem Ziel vor Augen fällt es nicht schwer, mit dem Rauchen aufzuhören.

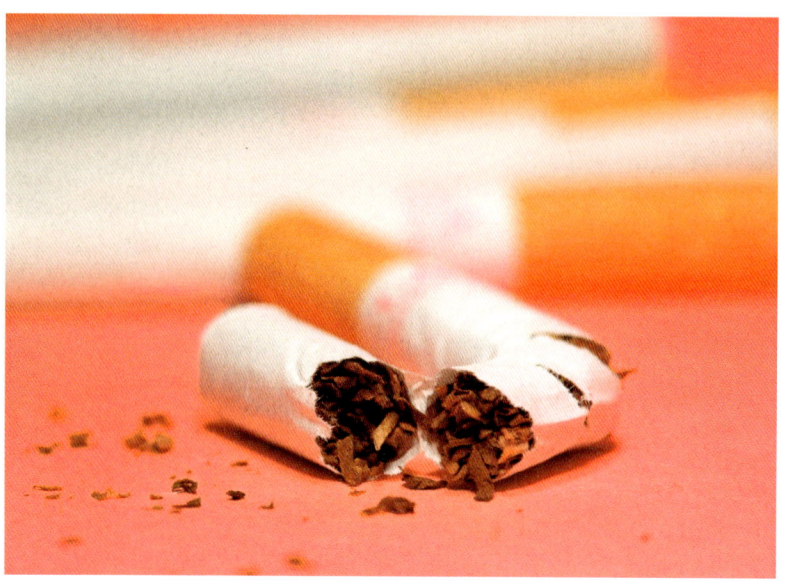

Merke
Wenn Sie mit dem Rauchen aufhören wollen, müssen Sie eine klare Entscheidung treffen. Der Zeitpunkt dazu ist immer der richtige.

Eine sichere Entscheidung

In den folgenden Kapiteln wird jeder einzelne Baustein des Themas „Rauchen" der Reihe nach behandelt. Das Gesamtbild ermöglicht Ihnen dann, eine sichere Entscheidung zu treffen. Rauchen Sie bitte deshalb während der Lektüre so lange weiter, bis in Ihnen der klare Entschluss gereift ist, die Zigaretten wegzuwerfen.

Je mehr Sie über das Rauchen erfahren, umso klarer wird auch Ihr Entschluss ausfallen. Eine sichere Entscheidung, in welche Richtung es zukünftig gehen soll, kann man allerdings nur dann treffen, wenn man alles über ein Thema weiß. Und wenn Sie sich dann entschei-

den, dauerhaft und sicher zum Nichtraucher zu werden, setzen Sie diese Entscheidung ab sofort um, ohne ständig wieder darüber nachzudenken. Und Sie leben Ihr Leben ohne Zigaretten weiter. Das ist einfacher als vorher gedacht! Und wenn Sie die Erinnerung an Zigaretten zwickt, merken Sie kurz auf und freuen Sie sich darüber, dass Sie nicht mehr rauchen. Schon bald ist das „Frischluftatmen" so normal und alltäglich wie vorher das Rauchen.

Der richtige Zeitpunkt

Seit wie vielen Jahren nehmen Sie sich vor, mit dem Rauchen aufzuhören? Seit drei, fünf, sieben oder schon mehr als zehn Jahren? Wenn Sie es dann ernsthaft ausprobieren, stellen Sie fest, dass gerade jetzt eine ganz ungünstige Zeit ist, dem Qualmen „Adieu" zu sagen. Vielleicht folgt im nächsten halben Jahr ein weiterer Versuch, doch auch da passt es gerade wieder gar nicht. Insgeheim wissen Sie natürlich, dass der Zeitpunkt, wieder „Frischluftatmer" zu werden, immer der „genau richtige" ist.

Schritt für Schritt zum Ziel

Im Grunde ist es bei allen Dingen im Leben gleich: Wenn man etwas richtig anpackt, klappt es; fängt man es falsch an, geht es schief. Also fasst man am besten als Ers-

tes einen wichtigen Entschluss: „Ich will mit dem Rauchen aufhören!"

Dabei ist es sinnvoll, vor dieser Entscheidung nicht den „großen Berg" zu sehen – denn davor schrecken viele Menschen zurück. Besser ist es, viele kleine Schritte zu betrachten. Und plötzlich gibt es keine unüberwindlichen Hindernisse mehr abzuarbeiten. Am besten fangen Sie gleich an und konzentrieren sich immer auf das, was direkt vor Ihnen liegt.

Ob Sie so wieder „Frischluftatmer" werden können? Natürlich! Ihr Ziel ist das Leben ohne Zigaretten", also ein Leben ohne Abhängigkeit. Und idealerweise wollen Sie das Ziel aus eigenem Interesse erreichen – und nicht, weil Ihr Partner, die Kinder oder der Hausarzt Sie dazu drängen.

Merke

Auch wenn man mit dem Rauchen aufhören will, gilt: Schritt für Schritt. Man sollte sich immer auf das Nächstliegende konzentrieren. So gelingt es!

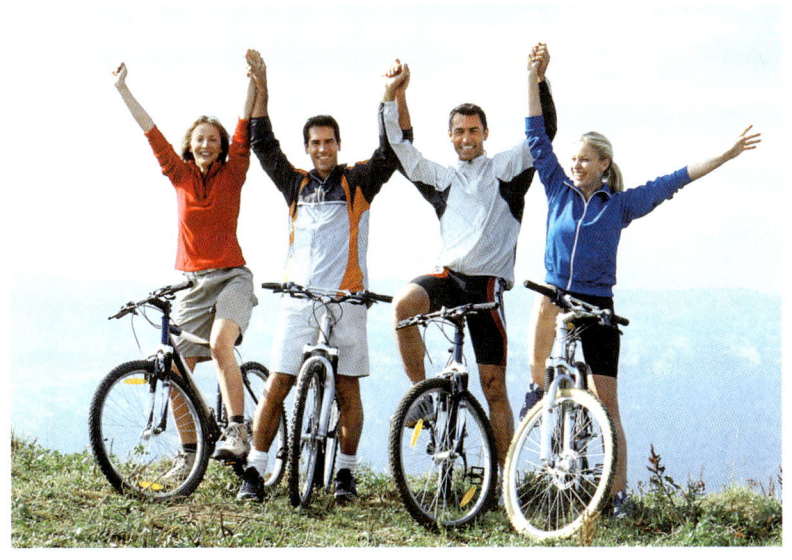

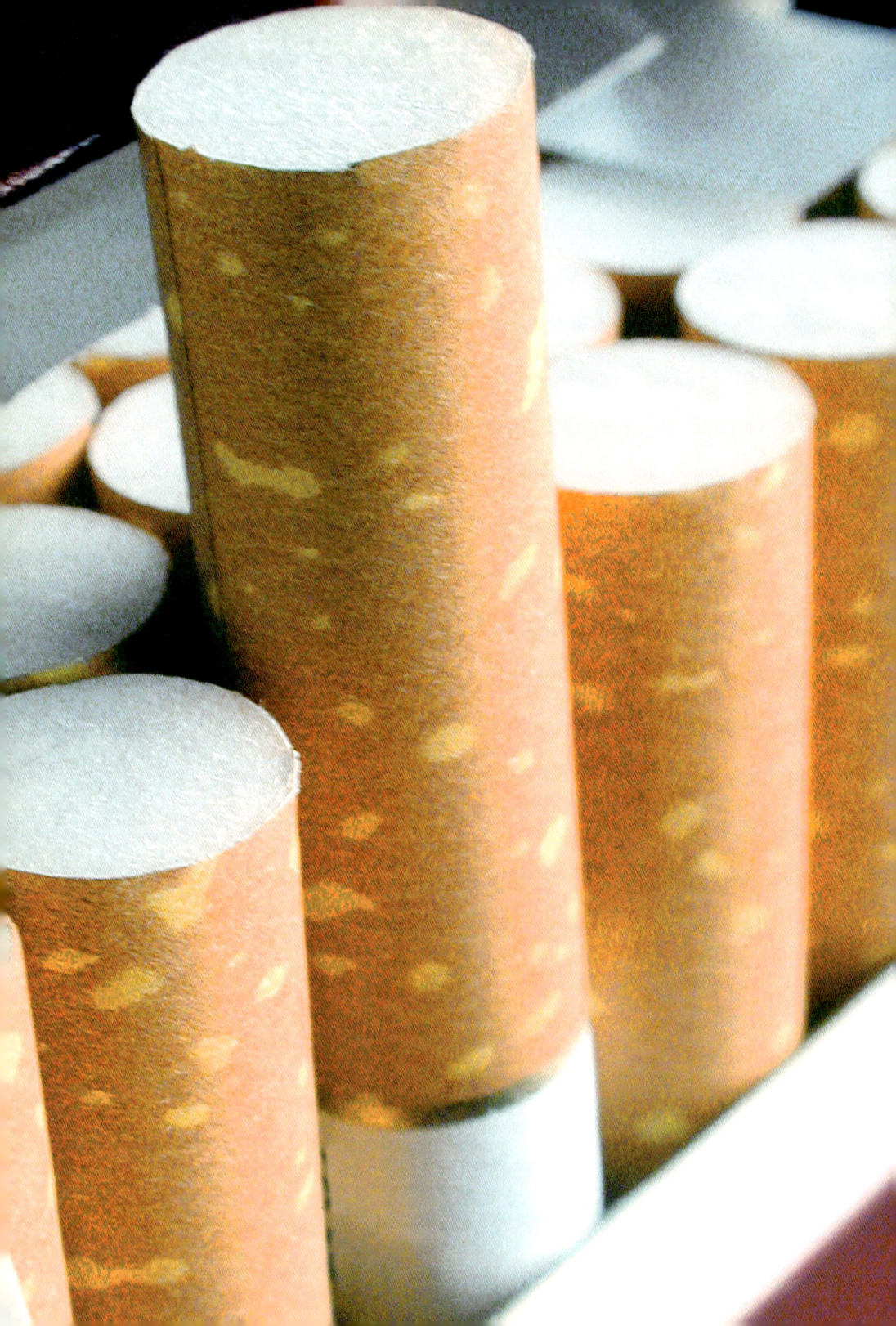

Fakten rund ums Rauchen

Rund 27 Prozent der Menschen in Deutschland rauchen. Offiziell verqualmen die Raucher in Deutschland jeden Tag rund 260 Millionen Zigaretten, das entspricht einem Konsum von durchschnittlich zwölf Zigaretten pro Kopf und Tag. Die meisten Raucher rauchen jedoch eine Schachtel am Tag, also etwa 20 Zigaretten. Ein gigantischer Berg Zigaretten wird dabei über Schwarzmarktkanäle an der Steuer vorbeigeschleust. Im Jahre 2005 wurden in Deutschland fast 100 Milliarden Glimmstängel verbrannt. Zigaretten sind somit der Deutschen liebste Droge. In Ausmaß und Folgen stellt das Rauchen jeden anderen Substanzmissbrauch in den Schatten.

Zu Beginn ein paar Zahlen

In Deutschland sterben jährlich zwischen 110.000 und 140.000 Menschen durch das Rauchen. Fast die Hälfte von ihnen ist keine 70 Jahre alt geworden. Nur 58 Prozent der Raucher erreichen das 70. Lebensjahr und nur 26 Prozent das 80. Lebensjahr, im Vergleich zu 81 Prozent bzw. 59 Prozent der Nichtraucher. Mehr als die Hälfte aller regelmäßigen Raucher stirbt vorzeitig an den Folgen des Tabakkonsums. Die Hälfte dieser Todesfälle geschieht zwischen dem 35. und 69. Lebensjahr. Im Durchschnitt verliert ein Raucher zehn Jahre an Lebenszeit – manche sterben sogar bereits im mittleren Alter.

Jede fünfte Krebserkrankung wird in Deutschland dem Rauchen zugesprochen. 90 Prozent aller Lungenkrebsfälle bei Männern und 60 Prozent bei Frauen sind in Deutschland auf das aktive Rauchen zurückzuführen.

Das Rauchen ist der Hauptrisikofaktor für Herz-Kreislauf-Erkrankungen, Durchblutungsstörungen, verfrühte Arteriosklerose, erhöhten Blutdruck und erhöhte Herzfrequenz, Schlaganfälle und chronische Lungenerkrankungen.

Merke
Die Statistiken zum Rauchen wirken abschreckend. Aber das hilft nicht beim Aufhören. Vergessen Sie die Horrorszenarien! Als „Frischluftatmer" sind die unwichtig für Sie!

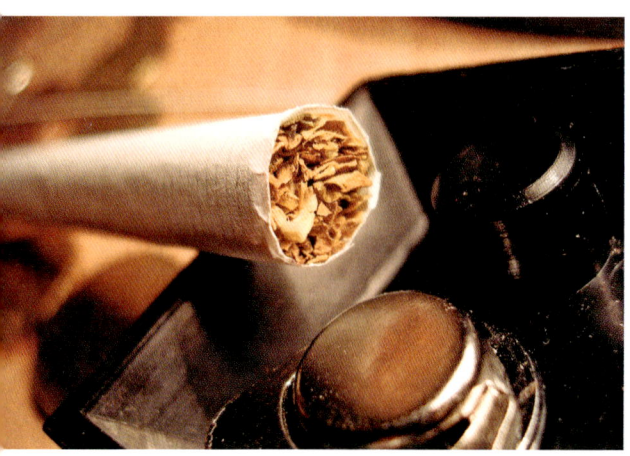

len. Bei über 70 dieser Substanzen ist nachgewiesen, dass sie krebserregend sind.

Jährlich werden über 170.000 Neugeborene bereits im Mutterleib den Schadstoffen des Tabakrauchs ausgesetzt. Dieser mütterliche Tabakkonsum bzw. die Tabakrauchbelastungen während der Schwangerschaft können sich bereits auf Ungeborene schädlich auswirken. Viele der im Tabakrauch enthaltenen Schadstoffe sind plazentagängig, d. h., sie können in den Blutkreislauf des Fötus eintreten.

Die Hälfte aller Kinder unter sechs Jahren und etwa zwei Drittel aller Sechs- bis 13-Jährigen leben in einem Haushalt, in dem mindestens eine Person raucht. Schätzungsweise über acht Millionen Kinder und Jugendliche unter 18 Jahren leben in einem Haushalt mit mindestens einem Raucher.

Da wird es einem ja Angst und Bange, werden Sie jetzt denken. Nur, Abschreckung hilft nicht beim Aufhören und hält kaum jemanden davon ab, mit dem Rauchen anzufangen.
Vergessen Sie bitte all diese Statistiken! Sie werden Sie bald nicht mehr betreffen. Freuen Sie sich lieber darauf, dass Sie all das in naher Zukunft – in Ihren neuen Leben als „Frischluftatmer" – nicht mehr zu interessieren braucht.

Dem Passivrauchen werden in Deutschland bis zur Hälfte aller plötzlichen Säuglingstode zugeschrieben.

Durch Passivrauchen sterben in Deutschland jedes Jahr mehr als 3.300 Menschen. Tabakrauch ist der bedeutendste und gefährlichste vermeidbare Innenraumschadstoff und die größte Ursache von Luftverschmutzung in Innenräumen, in denen geraucht wird.
Tabakrauch enthält über 4.800 verschiedene Substanzen. Bei den meisten ist noch nicht erforscht, wie schädlich sie wirklich sind, da die Messverfahren feh-

Risiko für das Ungeborene

Durch Tabakrauchbelastungen während der Schwangerschaft kommt es in erster Linie zu Mangelgeburten (Neugeborene mit zu niedrigem Geburtsgewicht). Auch das Risiko für eine Früh- oder Totgeburt ist erhöht.

Die Tabakpflanze

Tabak (Nicotiana) ist eine Pflanzengattung aus der Familie der Nachtschattengewächse (Solanaceae), zu der auch die Kartoffel, Tomate und Tollkirsche gehören. Heutzutage sind 65 Tabaksorten bekannt. Deren gemeinsames Merkmal ist Nikotin, das nur Tabakpflanzen in ihren Wurzeln produzieren und in den Blättern einlagern. Nikotin ist ein sogenanntes Alkaloid. Dies sind meist in Pflanzen vorkommende Stoffe, die häufig sehr giftig sind (u. a. auch Koffein, Kokain, Chinin und Morphin) und bestimmte Auswirkungen auf den menschlichen Organismus haben. Aus diesem Grund werden die Substanzen oft in Medikamenten eingesetzt. Sie können aber zu einer psychischen und körperlichen Abhängigkeit führen. Tabak ist deshalb eine relativ starke Droge.

Die Pflanze enthält außerdem zahlreiche krebserregende Substanzen sowie u. a. Kohlenmonoxid, Blei, Nickel, Kadmium, Aluminium, Benzol und Formaldehyd.

Verbreitung

Die Tabakpflanze stammt aus Mittel- und Südamerika. Sie wurde bereits vor 10.000 bis 15.000 Jahren verwendet. Die damals zumeist konsumierte Tabaksorte hieß Nicotiana rustica. Diese weist einen viel höheren Nikotingehalt auf als die heute in den Tabakwaren enthaltene Sorte Nicotiana tabacum.

Ende des 15. Jahrhunderts gelangte der Tabak, eine unter vielen Beuteprodukten der Seefahrer und Eroberer, zunächst nach Spanien. Im Laufe der Jahre verbreitete sich die Pflanze in ganz Europa, später dann auch bis nach China und Japan.

Verwendung im Lauf der Geschichte

Die Tabakpflanze wurde in den einzelnen Ländern auf verschiedene Weise und aus unterschiedlichen Gründen verwendet.

Es gab immer wieder Epochen, in denen das Rauchen als schick galt und Zeiten, in denen das Rauchen untersagt wurde.

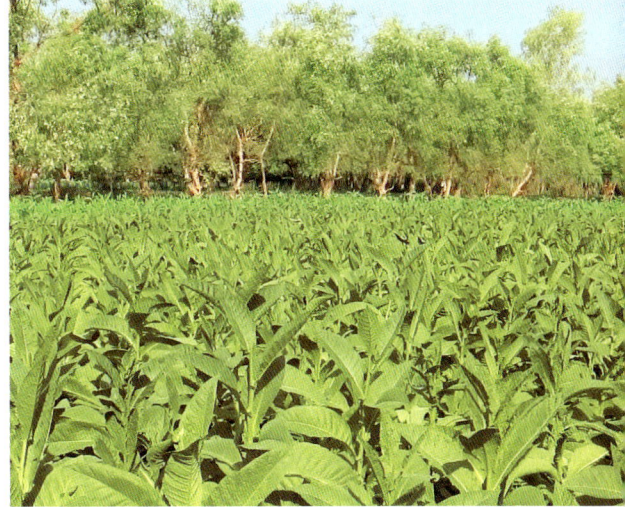

Auf dem amerikanischen Kontinent wurden dem Naturprodukt Tabak heilende Kräfte nachgesagt, weshalb z. B. die Blätter der Pflanze zu medizinischen Zwecken auf Wunden gelegt wurden. Unter religiösen und kultischen Gesichtspunkten wurde Tabakrauch als seelisches Reinigungsmittel mit spiritueller Bedeutung betrachtet. Später galt die Tabakpflanze als Opfergabe an die Götter. In Nordamerika rauchten die Indianer den Tabak als Friedenspfeife. In Mittel- und Südamerika wurde der Tabak in gerollter Form geraucht, aber auch gekaut oder geschnupft.

In Europa fand der Tabak zu Beginn hauptsächlich als Zierpflanze Verwendung. Im 16. und 17. Jahrhundert empfahlen Ärzte das Tabakrauchen gegen viele Krankheiten, da es als lang ersehntes Wundermittel erachtet wurde.

Ende des 19. Jahrhunderts wurde die erste Maschine entwickelt, mit der mehr als 200 Zigaretten pro Minute hergestellt werden konnten. Von hier an war es nur noch ein kurzer Weg bis zur Massenproduktion der Zigarette.

Eine Massenware wurde die Zigarette dann durch die beiden Weltkriege. Damals gab man den Soldaten die Zigarette mit an die Front, zur vermeintlichen Mutsteigerung. Nach dem Zweiten Weltkrieg war Tabak ein knappes Gut, und mit Zigaretten konnte man nun Handel treiben. Sie wurden somit auch zur Tauschwährung.

> **Das Nikotin kann auf unterschiedliche Weise aus der Tabakpflanze aufgenommen werden: durch Saugen und Schlecken über die Mundschleimhäute, durch Trinken und Kauen über den Magen-Darm-Trakt oder über die Atmungsorgane beim Rauchen oder Schnupfen.**

Das Produkt Nikotin

Heute ist aus dem Produkt Zigarette das Produkt Nikotin geworden. Durch neu entwickelte Herstellungsverfahren und zahlreiche Zusatzstoffe und Beimengungen, die alle die Suchtsteigerung zum Ziel haben, hat sich die Zigarette zu einem hochtechnologischen, gefährlichen Nikotinverabreichungsprodukt gewandelt.

Der Weg zu einem Leben als Raucher

Die erste Zigarette erlebt jeder in ganz unterschiedlichen Situationen. Vermutlich wurde sie heimlich geraucht, im Wald, im Keller oder irgendwo in einem Hinterhof. Andere haben ihre erste Zigarette gemeinsam mit Freunden geraucht, auf dem Schulhof, beim Sportfest oder im Schullandheim. Manche der Freunde konnten

Erste Erfahrungen

Alle, die anfangen zu rauchen, erleben dasselbe: Es wird ihnen schwindlig, manche müssen sich sogar hinsetzen – und das, obwohl meistens erst nur gepafft wird. Doch das Nikotin zeigt auch dabei seine Wirkung!

schon rauchen, andere waren genauso Anfänger wie man selbst. Was jedoch fast alle beim Rauchen der ersten Zigarette wieder vereint, ist das Gefühl und der Geschmack danach: Den meisten wird schwindlig, das Herz fängt an zu rasen und der Darm rumort. Manche müssen sich erst einmal hinsetzen, weil die Beine schwer werden, oder sich sogar übergeben.

Obwohl die meisten ihre ersten Zigaretten nur paffen und den Rauch nicht bis in die Lungen einatmen, zeigt das Nikotin seine Wirkung: Denn schon jetzt geht das Gift über die Mundschleimhäute in das Blut und das Gehirn und verändert die Kommunikation zwischen den einzelnen Nervenzellen (siehe Seite 39 ff.).

Warum beginnt man zu rauchen?

Kinder und Jugendliche

Die meisten Raucher haben ihre erste Zigarette als Jugendliche probiert. Wenn man bis zu seinem 20. Lebensjahr nicht geraucht hat, besteht statistisch gesehen eine hohe Wahrscheinlichkeit, dass man nie der Nikotinsucht verfällt.

Es gibt verschiedene Gründe, warum Kinder und Jugendliche mit dem Rauchen anfangen: Sie möchten die Welt des „Kindseins" verlassen und sich der Welt der Erwachsenen nähern. Sie möchten zu einer bestimmten Gruppe Gleichaltriger dazugehören. Sie haben Vorbilder, die ihnen überall begegnen mit der Botschaft: „Rauchen ist cool! Raucher sind sexy!" Während die Eltern die Nachahmung ihres Rauchverhaltens eher ungern sehen, geht von Gleichaltrigen oft ein Gruppenzwang zum Rauchen aus. Rauchende Jugendliche haben überwiegend Freunde, die ebenfalls rauchen.

Nikotin wurde nach Jean Nicot benannt, einem französischen Diplomaten, der mit diesem Wirkstoff Forschungen betrieb.

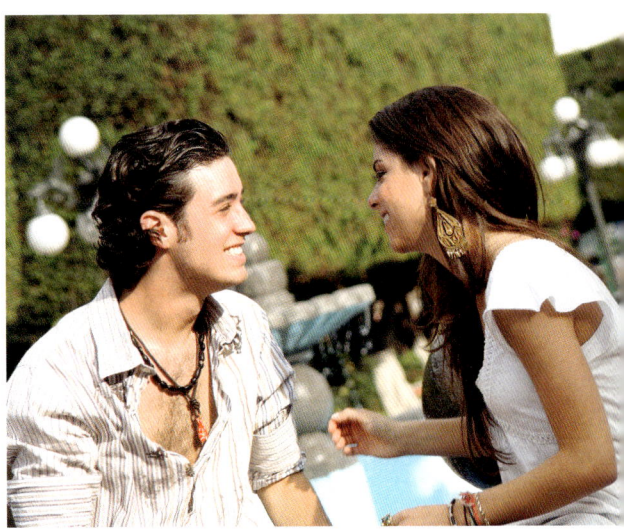

Das gemeinsame Rauchen kann innerhalb einer Clique Statusunterschiede ausgleichen. Diese Gruppen sind dabei nicht nur auf etwas Gemeinsames und Verbindendes ausgerichtet, sondern auch auf die Unterscheidung von anderen. Durch das Rauchen einer bestimmten Marke lässt sich nämlich das eigene Selbstverständnis hervorheben: die selbstbestimmten Individualisten, die mutigen Abenteurer etc.

Zigaretten dürfen in Deutschland seit dem 1. September 2007 erst an 18-Jährige verkauft werden. Rauchen ist deshalb für viele Kinder und Jugendliche ein Zeichen des Erwachsenseins – sie entwickeln das gedankliche Ziel, endlich auch zur Welt der Erwachsenen zu gehören , indem sie rauchen. Rauchen bedeutet für viele Minderjährige auch ein Aufleh-

> Pusten Sie mal einem Kind oder einem Hund Rauch ins Gesicht, dann sehen Sie, was die normale Reaktion auf das Zeug ist: Augen zu, Mund zu, Gesicht verziehen, wegdrehen.

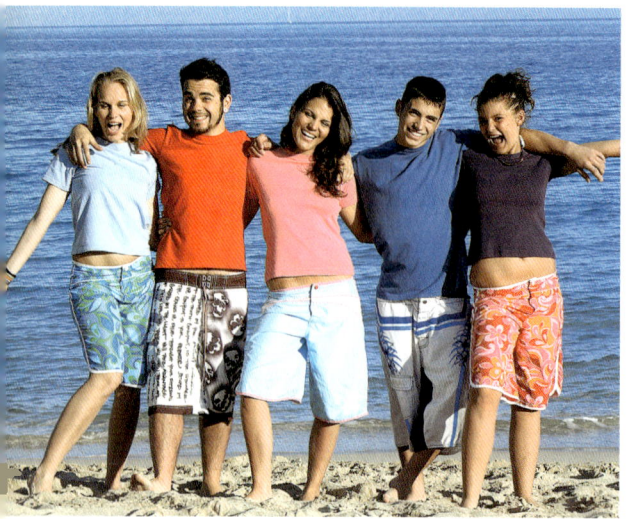

nen gegen die Verbote der Erwachsenen.
Doch wie kommt man überhaupt an die erste Zigarette? Man schnorrt sie sich von Freunden oder klaut sie heimlich von den Eltern oder Großeltern. Dann ist es wie eine Mutprobe, die man bestehen muss: den Hustenreiz überwinden und der Giftwirkung des Nikotins trotzen.

Erwachsene
Doch auch für Erwachsene stellen Tabakprodukte eine Möglichkeit dar, sich einer sozialen Gruppe

oder Schicht zugehörig zu zeigen. Ob man Zigaretten, Zigarren, Zigarillos oder Pfeife raucht – immer rückt man sich in die Nähe einer bestimmten Rolle, in der man sich selbst gern sähe: der bei dem weiblichen Geschlecht erfolgreiche Draufgänger, der beruflich erfolgreiche Unternehmer, die unabhängige und emanzipierte Geschäftsfrau, der kreative Denker und Lenker etc.

Grundsätzlich kann man sagen, dass die meisten Menschen mit dem Rauchen anfangen, weil in ihrer Umgebung bereits andere geraucht haben! Sie hatten rauchende Vorbilder.

Wer sind die Vorbilder?

Jeder hat Vorbilder: andere Menschen, von denen man sich etwas abschauen und lernen kann – sei es bewusst oder unbewusst –, Menschen, die einem imponieren, Menschen, denen man nacheifern will, weil man sie oder gewisse Eigenschaften an ihnen bewundernswert findet.

Kinder lernen durch das Nachahmen der Menschen in ihrer Umgebung, ihrer Eltern, Geschwister, Großeltern und Freunde. So erfahren sie, wie die Welt funktioniert. Sie lernen, wie man mit Messer und Gabel umgeht, wie man mit anderen Menschen kommuniziert, was gut für sie ist und was eher schlecht. Sie wissen, wem sie vertrauen und bei wem sie besser ein wenig vorsichtig sein sollten.

Im Lauf der Jahre gewinnt man Freunde und Bekannte, die einen ebenfalls beeinflussen und deren Verhaltensweisen oder Ansichten man teilweise übernimmt. Auch Musiker, Sänger, Schauspieler oder Politiker, erfolgreiche Menschen, die mit ihrem Tun etwas

Die meisten fangen mittlerweile im Alter zwischen zehn und 15 Jahren mit dem Rauchen an. In Deutschland liegt das Einstiegsalter bei 11,6 Jahren, in früheren Generationen betrug das Einstiegsalter 15 bis 20 Jahre.

Rauchen ist absurd

Was machen Raucher eigentlich, wenn sie rauchen? Der Vorgang widerspricht jeglichem gesunden Menschenverstand: Kleingehackte, getrocknete und mit Chemikalien versetzte Blätter der Tabakpflanze werden in eine Papierhülse gepresst, mit einem Wattefilter versehen und dann mit Leim zusammengeklebt. Das Ganze wird daraufhin angezündet und der dabei entstehende giftige Rauch inhaliert.

Man fragt sich, warum rauchende Feuerwehrmänner Atemmasken tragen, wenn sie eine brennende Dachgeschosswohnung löschen und sich, nachdem der Brand kontrolliert ist, eine Zigarette anzünden? Da hätte man das Atemgerät auch gleich weglassen können!

bewegen können, faszinieren. Und man lässt sich natürlich – oft ungewollt – von Werbung und Werbebotschaften beeinflussen.

Aber was ist, wenn viele dieser Vorbilder Raucher sind? Wenn die Eltern und Großeltern sowie die größeren Geschwister rauchen? Und wenn die Freunde bereits angefangen hatten zu rauchen, bevor man sie kennenlernte? Auch die Stars werden oft rauchend in Zeitschriften oder im Fernsehen gezeigt. Ständig wird man mit Werbung von gut aussehenden, glücklichen Rauchern konfrontiert. Was lernt man daraus und woran glaubt man irgendwann dann auch ganz fest? Rauchen ist doch völlig normal!

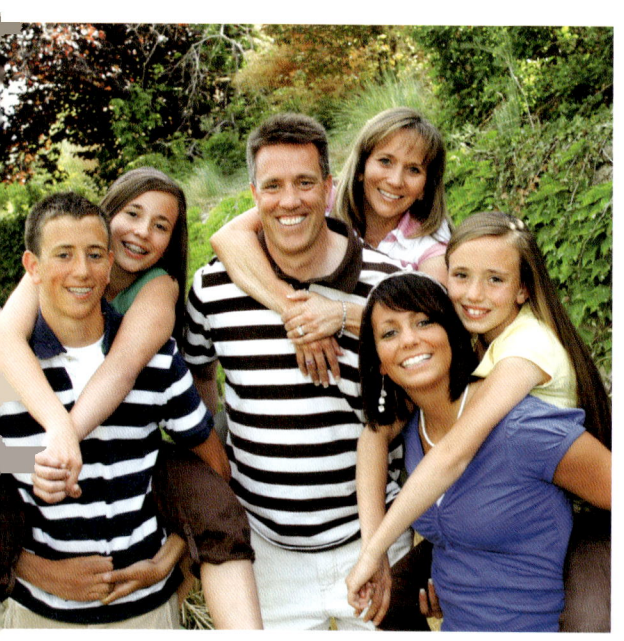

Was sagen die Vorbilder?

Bevor Sie mit dem Rauchen anfingen, haben da Ihre rauchenden Mitmenschen zu Ihnen gesagt: „Komm, probier doch endlich mal eine Zigarette, die schmeckt wirklich toll und tut dir sicher gut!" Nein! Die Raucher warnen Sie vielmehr vor Zigaretten. Sie sagen: „Fang gar nicht erst an. Das ist eine echte Sucht und du kommst später nicht mehr so leicht davon los!"
Das ist das Paradoxe daran: Selbst rauchen sie, weil es angeblich Spaß macht, entspannt, schmeckt, guttut, Pausen versüßt, beim Denken hilft, gesellig ist, Belohnung bedeutet, gut aussieht und in bestimmten Situationen auch noch Halt gibt. Aber anderen empfehlen wollen sie das Rauchen nicht, nein, sie warnen sogar ausdrücklich davor.

Erinnern Sie sich an Ihre Jugend? Wie sind Sie vorgegangen, als Ihre Eltern Ihnen etwas verboten haben? Man hat so getan, als würde man die Verbote befolgen. Sobald man aber unbeaufsichtigt war, musste das Verbotene sofort ausprobiert werden. Denn man wollte ja herausfinden, weshalb es verboten wurde – es konnte ja nur etwas ganz Tolles sein!
Vielleicht kennen Sie das auch bereits von Ihren eigenen Kindern:

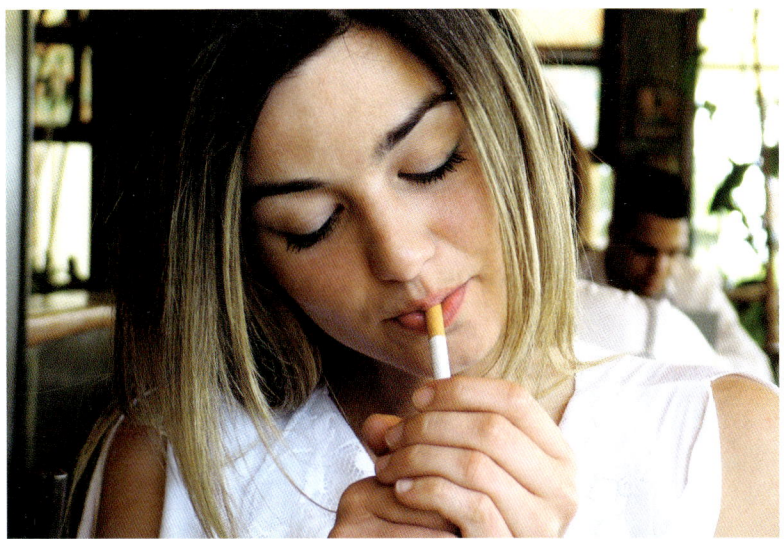

Verbote sind eher destruktiv als konstruktiv. Verbietet man etwas oder wird einem selbst etwas verboten, wird der Reiz verstärkt, es unbedingt ausprobieren zu wollen. Das liegt in der Natur des Menschen. Und oft folgt man der Einstellung: Verbote sind dazu da, umgangen zu werden!

Wie wirken Verbote oder Warnungen rund ums Rauchen auf Jugendliche? Halten sie die Jugendlichen davon ab, es ausprobieren zu wollen? Nein, natürlich nicht. Der Reiz des Verbotenen wirkt auch hier. Der Wunsch, etwas zu tun, was einem verboten wurde, wovor gewarnt wird, ist einfach zu groß. Deswegen haben Warnungen und Verbote auch hier kaum Wirkung! Der Nervenkitzel, die verbotenen Zigaretten zu rauchen, ist einfach größer.

Was verknüpft man mit dem Rauchen?

Rauchen macht stark!

„Rauchen macht stark, man fühlt sich selbstbewusst, hat sein Leben im Griff und kann alles mit Gelassenheit sehen." Kennen Sie die Werbung mit dem Cowboy, die genau das vermittelt? Sie zeigt einen willensstarken Mann, der alle Situationen der rauen Wildnis meistert und selbstbestimmt im wilden Westen lebt. Was für eine bewundernswerte, mutige Persönlichkeit!

Auch die rauchenden Vorbilder in der eigenen Umgebung wirken meist gefestigt. Zumindest machen sie immer den Anschein, als wenn sie wüssten, was zu tun ist und wo es langgeht. Sie haben

Warnungen und Verbote helfen nicht. Vielmehr schüren sie die Neugier. So ist es auch beim Rauchen. Die erste Zigarette wird meist heimlich geraucht – gerade weil sie verboten ist.

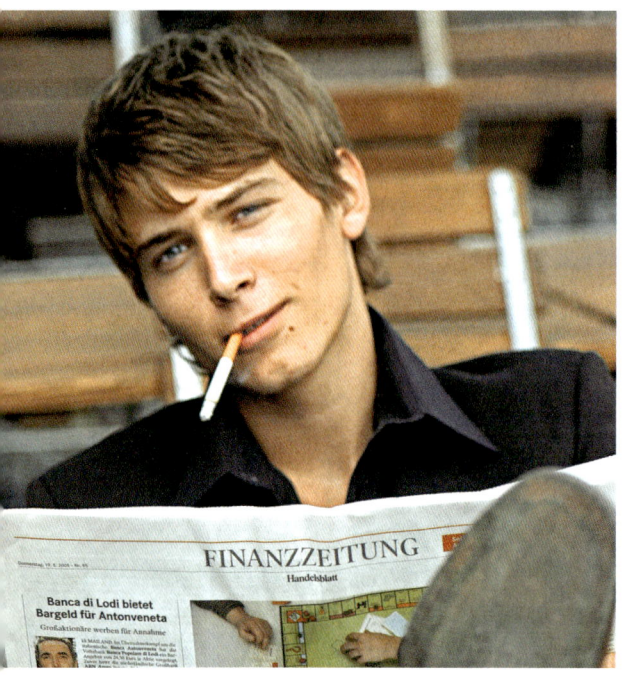

die Lebenserfahrung, die einem selbst noch fehlt. Zudem haben sie wegen ihres Alters eine stärkere körperliche Statur. Sie haben Kraft und treten dem Leben mit einer gewissen Gelassenheit entgegen. Das Rauchen unterstreicht dies alles noch. Und man denkt sich: „Genau so will ich auch einmal sein, wenn ich so alt bin!"

Rauchen beruhigt und schmeckt!
„Rauchen beruhigt und entspannt." Das jedenfalls vermitteln viele Alltagssituationen von Rauchern. Wie war das damals, als die Mutter am Herd stand und das Essen zubereitete? Gleichzeitig beantwortete sie die Fragen der Kin-

der, und zwischendurch klingelte auch noch das Telefon. Irgendwann platzte ihr der Kragen. Sie war von der Vielzahl der Aufgaben überfordert. Und in solchen Momenten sagte sie dann oft: „Stopp! Lasst mich jetzt alle mal in Ruhe, ich brauche eine Auszeit!" Dann zog sie sich zurück, setzte sich in Ruhe hin und rauchte genüsslich ihre Zigarette. Danach ging es ihr offensichtlich besser. Sie wirkte entspannter, beruhigter – einfach glücklicher.
Oder wenn der Vater abends nach einem anstrengenden Arbeitstag nach Hause kam, dann war es oberstes Gebot, ihn erst einmal in Ruhe zu lassen. Bevor man ihm von den Erlebnissen des Tages erzählen durfte, setzte er sich auf seinen Lieblingssessel und rauchte erst einmal seine Pfeife – mit offensichtlichem Genuss und um sich von all dem Stress in der Arbeit zu erholen.

Diese festen Rituale erleben Heranwachsende tagtäglich. Sie lernen zu verstehen, dass die Zigarette in stressigen Situationen eine Quelle der Ruhe ist. Oft sind es dann sogar die Kinder selbst, die den Eltern eine Zigarette anbieten, wenn sie merken, dass die Stimmung gereizt ist: „Hier hast du eine Zigarette, Papa. Rauch die mal, die wird dich beruhigen!"
Aber wird sie ihm denn auch schmecken? Den Geschmack einer Zigarette zu beschreiben, ist

nicht leicht. „Frischluftatmer" können mit dem Geruch oder Geschmack einer qualmenden Zigarette nichts Positives verbinden. Für Raucher hingegen bedeutet es Genuss. „Es ist ein ganz besonderes Empfinden, Rauch zu inhalieren. Es schmeckt einfach." Das sagen die Raucher, erklären können sie es aber auch nicht.

Rauchen macht schlank!

In einer Welt, in der die Schönheitsideale schlanke, jugendliche und immer gut gelaunte Menschen sind, ist die Angst zu versagen groß. Dicksein ist verpönt, man will so aussehen wie die schönen Models in den Zeitschriften.

Schon sehr früh hört man von rauchenden Erwachsenen, dass rauchen gut ist, um das Gewicht zu halten, um den Appetit zu zügeln, wenn der Heißhunger zu groß wird. „Hör nicht mit dem Rauchen auf, sonst nimmst du zu und passt nicht mehr in deine Sachen."

Rauchen ist cool!

Reift man vom Kind zum Jugendlichen, ist das Leben großen Umstellungen unterworfen. Man wird sich seiner Umwelt und der Gesellschaft, in der man lebt, immer mehr bewusst, die Sexualität nimmt eine wichtigere Stellung im Leben ein, schulisch werden Weichen für das weitere Leben gestellt – es ist eine Zeit der ständigen Veränderung und der großen Unsicherheit.

Um diese Unsicherheit zu verbergen, suchen viele Jugendliche die Zugehörigkeit zu einer Gruppe, in der sie sich mit anderen Gleichaltrigen identifizieren können. Außerdem wollen sie sich abgrenzen von Eltern, Lehrern oder älteren Geschwistern. Es darf aber nicht irgendeine Gruppe sein, man will auf keinen Fall zu

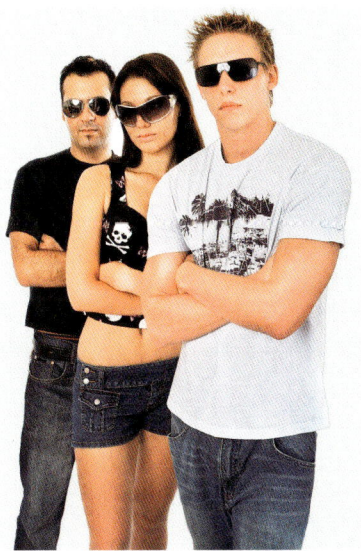

Coolness ist alles, und die Raucherclique gilt oft als besonders cool.

Die Zigarette danach

Raucher genießen das Rauchen. Sie lieben vor allem die besonderen Zigaretten des Tages: am Morgen die erste direkt nach dem Aufstehen, die in der Kaffeepause bei der Arbeit, die Zigarette nach einem üppigen Mittagessen oder abends zum Glas Wein.

den Strebern oder Verlierern gehören, sondern beliebt und anerkannt sein. Man hat das Bedürfnis nach Akzeptanz, Coolness, Dazugehörigkeit und Halt.

Der Raucherclique gehören immer die „Cooleren" und „Beliebteren" an. Sie grenzen sich eindeutig von den spießigen Nichtrauchern ab und zeigen ihre Meinung deutlich: „Auf was diese armen Nichtraucher alles verzichten müssen!"

Raucher haben Kontakt!

„Rauchen ist eine gesellige Sache", sagen die Raucher. Egal wo sie sich treffen, ob in der Kneipe, im Restaurant, auf dem Sportfest, an der Bushaltestelle oder im Freibad – jede Begegnung beginnt mit dem gleichen gemeinsamen Ritual: Zigaretten raus, anzünden, tief inhalieren und gemeinsam mit den anderen genüsslich rauchen.

Als Raucher ist man sehr gern unter seinesgleichen, und wenn auch noch dieselbe Marke geraucht wird, fühlt man sich direkt verstanden und zugehörig – eben unter Freunden. Wo ist denn auf Partys am meisten los? Natürlich bei den Rauchern in der Küche!

Außerdem sind Zigaretten der perfekte Eisbrecher: Mit Sätzen wie „Haben Sie mal Feuer?", „Ist das eine neue Marke?" oder „Ich bin jetzt auf Menthol umgestiegen" werden unangenehme Momente beim Kennenlernen überbrückt. Der erste Gesprächsstoff ist schnell gefunden, die anfängliche Kontaktscheue rasch überwunden. Man bestätigt sich, wie gut die Zigarette schmeckt – und wie toll die Raucher im Allgemeinen, welche Langweiler und Einzelgänger die Nichtraucher sind.

Rauchen macht erwachsen!

Als Jugendlicher kann man es kaum erwarten, sein Leben endlich selbst bestimmen zu können, endlich alt genug zu sein, um den Führerschein zu machen, endlich Auto zu fahren oder allein den Urlaub genießen zu können. Unabhängig von den Eltern zu sein. Frei sein! Im Alter von 14 oder 15 erscheint die Volljährigkeit in weiter Ferne, und es dauert noch einige Jahre, bis es endlich so weit ist. Keiner kann die Zeit einfach

Raucher sehen sich selbst als geselliger an: Ob man um Feuer bittet oder eine Zigarette verschenkt – Raucher bekommen in ihren Augen schneller Kontakt als Nichtraucher!

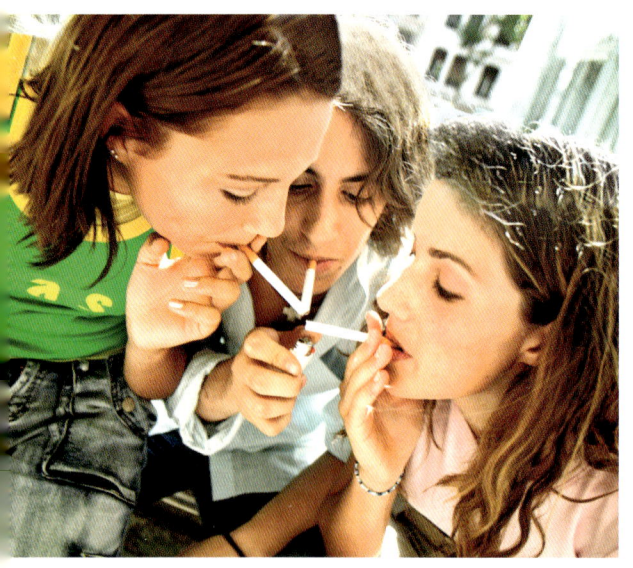

vordrehen – das Rauchen aber vermittelt einem das Gefühl, erwachsener und reifer zu sein.

Der Weg zu einem Dasein als Raucher

„Willst du auch eine rauchen?" Irgendwann hört man diese Frage zum ersten Mal. Und dann lässt man sich nicht lange bitten und greift zu. Alles, was verboten ist, wird schließlich erst dadurch richtig interessant und erstrebenswert. Mit Herzklopfen und abenteuerlustig wird sie dann angezündet, die erste Zigarette!

Der heimliche Beginn, das erste Mal
Wo haben Sie angefangen? Zu Hause bei der Familienfeier? Hat

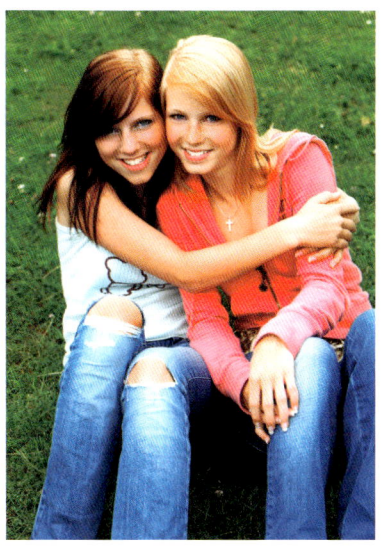

Die erste Zigarette

Heimlich, aber ganz stolz, zündet man sich die erste Zigarette an, zieht den Rauch in die Mundhöhle, pafft. Kommt man dann nach Hause, meldet sich das schlechte Gewissen. Hoffentlich riechen die Eltern es nicht! Es werden Kaugummis gekaut, Bonbons gelutscht und die Zähne geputzt.
Sollten die Eltern es doch riechen, findet sich schnell eine Ausrede: „Nein, ich habe nicht geraucht. Die Kneipe war so verraucht!"

Ihr Vater gesagt: „Kind, nimm mal eine, das wird dir guttun!"? Sicher nicht! Wenn man anfängt zu rauchen, tut man dies nicht vor den Eltern, da diese es verbieten würden. Also fängt man heimlich damit an. Allein oder mit anderen auf dem Schulhof, im Wald, in der Jugendkneipe, bei Sportveranstaltungen, in der Disco.
Die ersten Zigaretten schnorrt man sich meist von Freunden oder klaut sie heimlich von den Eltern, manchmal sogar schon halb gerauchte Zigaretten aus dem Aschenbecher. Oder man gründet „Zigarettenzweckgemeinschaften", d.h., drei Freunde kaufen sich zusammen eine Schachtel und einer verwahrt sie. Geraucht wird dann gemeinsam, bis die Schachtel nach ein paar Tagen verbraucht ist.

Merke
Viele Jugendliche sehnen sich nach der großen Freiheit. Das Rauchen gaukelt ihnen vor, sie seien bereits erwachsen.

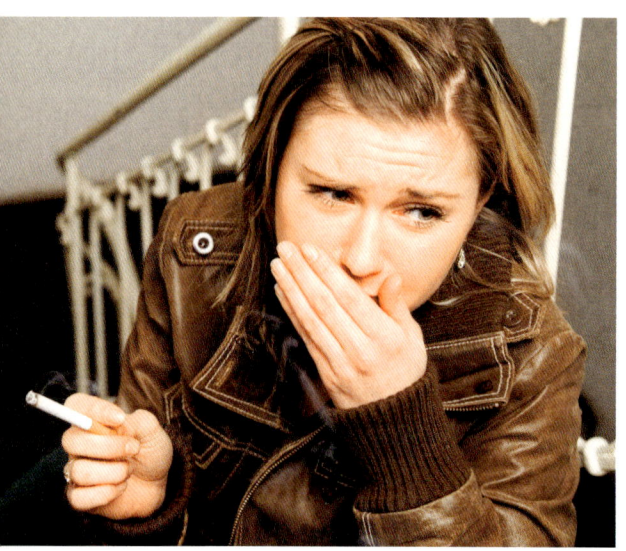

über die Mundschleimhaut in das Blut und von dort aus innerhalb von sieben bis zehn Sekunden in das Gehirn.

Manche Raucher behaupten, ihre erste Zigarette habe gut geschmeckt. Dies kann verschiedene Gründe haben:

- Vielleicht war die Situation so spannend und man verwechselt den vermeintlich „guten Geschmack" einfach nur mit der „guten Situation".
- Oder man hat bei der ersten Zigarette eine Mentholzigarette erwischt. Hierbei werden die Lungen „ausgetrickst", der giftige Rauch wird leichter aufgenommen und verhindert ein zu starkes Husten. Dabei hat man

War es lecker?

Zu Beginn ist Rauchen eine Anstrengung. Man muss es sich richtiggehend antrainieren.

Erinnern Sie sich noch an Ihre erste Zigarette und was diese in Ihrem Körper ausgelöst hat? Der erste Zug an einer Zigarette hat nur scheußlich geschmeckt. Erinnern Sie sich an Schwindel, Herzrasen, Übelkeit, weiche Knie oder an ein Rumoren im Darm? Manch einer muss sich übergeben oder wird sogar ohnmächtig. All dies sind Zeichen einer Nikotinvergiftung. Der menschliche Organismus erkennt die Nikotinmoleküle als Gift – und wie bei jedem Gift ist er bemüht, es schnellstmöglich wieder aus dem Körper hinauszutransportieren.

Aus diesem Grund werden die meisten Raucher ihre ersten Zigaretten nur paffen und den Rauch nicht bis in die Lunge ziehen. Das Nikotin geht allerdings schon jetzt

Der Geschmack beim ersten Zug

Die erste Zigarette schmeckt nicht. Da man aber cool sein und der Raucherclique angehören will, reißt man sich zusammen. Wenn ein gesunder, bisher nikotinfreier Körper das Nervengift Nikotin zum ersten Mal aufnimmt, reagiert er mit Schwindelgefühlen, Kopfschmerzen, oft sogar mit Übelkeit. Beim Einatmen des Rauchs schmerzen die Luftröhre und die Lunge. Man fragt sich unwillkürlich: Wie machen die Raucher das nur, damit das schmeckt?

Übung macht den Meister

Warum denkt man nach der ersten Zigarette nicht: „Mann, was wird da für ein Gift verkauft! Mit so was verdienen Leute ihr Geld, und die landen nicht im Gefängnis?" Es wäre die normale und richtige Reaktion. Nein! Die meisten sagen sich: „Das schaffe ich auch!" – und üben weiter.

das Erlebnis: „Rauchen ist ja gar nicht so schwer."

- Andere rauchen ihre erste Zigarette auf einer Party und haben schon ein paar alkoholische Drinks zu sich genommen. Alkohol betäubt, weshalb man die Vergiftungserscheinungen des Nikotins nicht mehr richtig mitbekommt und diese als „angenehmen Schwindel" spürt.
- Außerdem gibt es Menschen, deren körperliche Konstitution einfach stärker ist als die der meisten anderen und deren Organismus mit dem starken Gift besser umgehen kann.

Üben, üben, üben
Am Anfang, bei den ersten Zigaretten, hat man das Gefühl, etwas falsch zu machen, weil man den Rauch nur bis in die Mundhöhle zieht. Insgeheim weiß man auch, dass paffen nicht gleich rauchen ist. Wenn dann ein „richtiger Raucher"

bemerkt: „Hey, du rauchst ja gar nicht richtig. Du paffst ja nur!", ist das sehr peinlich! Also fängt man an zu inhalieren, immer ein Stück tiefer. Man macht seine ersten Lungenzüge, zwingt sich, den Rauch in die Lungen zu bekommen, obwohl dies wehtut und unangenehm ist.

Dennoch bleibt man dabei, immer und immer wieder zur Zigarette zu greifen und kontinuierlich zu üben. Und siehe da: Von Mal zu Mal wird es einfacher. Der Husten wird seltener, die Lungen sind weniger irritiert. Und endlich schafft man es, eine Zigarette komplett auf Lunge zu rauchen – ohne zu husten.

Endlich beginnt das Rauchen zu „schmecken"
Und eines Tages beginnen die Zigaretten zu „schmecken" und man weiß: „Ich kann jetzt rau-

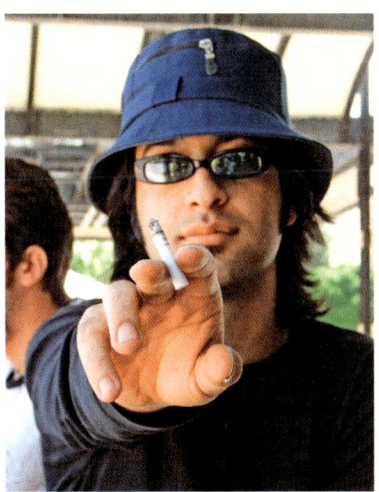

Merke
Nikotin wird vom Körper als Gift erkannt. Entsprechend reagiert dieser bei der ersten Zigarette mit üblichen Vergiftungserscheinungen wie Schwindel, Übelkeit, Erbrechen, Darmrumoren, Kopfweh etc.

Das Nikotin erzeugt in unserem Gehirn die erste Illusion: Rauchen schmeckt gut und ist ein Genuss.

chen!" Diese Situation fühlt sich ziemlich gut an, man ist stolz, endlich hat man eines dieser Erwachsenengenussmittel für sich entdeckt. Man denkt bei sich: „Jetzt gehöre ich endlich zu den richtigen Rauchern. Paffen ist nur was für Anfänger! Richtig uncool!"
Und wenn man dann die erste eigene Schachtel Zigaretten am Kiosk kauft, ist das eine tolle Sache, auf die man auch ein bisschen stolz ist. Was man jetzt noch nicht weiß: In dem Moment, in dem das Rauchen guttut, hat sich der Körper umgestellt. Von dem Zeitpunkt an ist die Falle zugeschnappt. Der Körper ist süchtig geworden. Schon nach kurzer Zeit, oft nur nach wenigen Wochen, hat sich das „nur mal Ausprobieren" zu einer Nikotinsucht gewandelt.

Was ist eine Sucht?

Um den Begriff „Sucht" wirklich verstehen zu können, müssen verschiedene Ebenen betrachtet werden.

Die fünf Suchtebenen

Physikalisch-chemische Ebene
Zum einen gibt es die physikalisch-chemische Ebene, bei welcher der Suchtstoff und die täglich benötigte Menge näher betrachtet werden müssen.

Körperliche Ebene
Eine weitere Dimension ist die körperliche Ebene. Hierbei ist die Strukturähnlichkeit von Drogen und körpereigenen Botenstoffen (den sogenannten Neurotransmittern) sowie Hormonen zu berücksichtigen. Dazu gehört auch das Wissen um die Wirkungsweise dieser Stoffe.
Innerhalb dieser Ebene ist es wichtig, dass man die Möglichkeiten kennt, die Produktion von

Neurotransmittern durch geeignete Verhaltensweisen anzuregen, z. B. die Adrenalinausschüttung beim Wettkampfsport, Endorphine beim Laufen etc.

Psychologische Ebene

Eine dritte Kategorie ist die psychologische Ebene. Diese erfasst die Persönlichkeitsstruktur des Abhängigen, bewusste und/oder unbewusste Motive des Drogengebrauchs, Drogenkarrieren, Einstiegsalter, Therapiebereitschaft bzw. Ausstiegsmotivation und so weiter.

Gesellschaftlich-soziale Ebene

Des Weiteren gibt es die gesellschaftlich-soziale Ebene. Wichtig in diesem Zusammenhang sind Fragen nach der Verfügbarkeit von Drogen.
Sind sie legal oder nur illegal erhältlich, werden sie von der Gemeinschaft toleriert oder eher

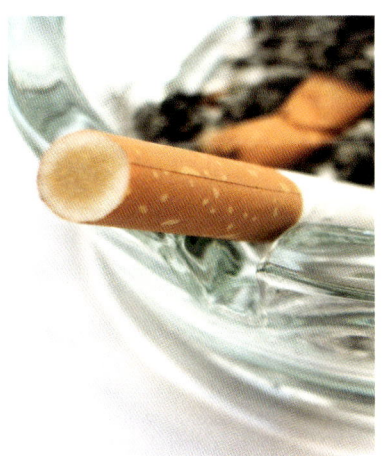

abgelehnt, gibt es einen wirtschaftlichen Schaden oder Nutzen etc.?

Politisch-staatliche Ebene

Die letzte Ebene befindet sich im politisch-staatlichen Bereich. Von Belang ist hier z. B. die jeweils gültige Ordnungspolitik. Gibt es Abgabe- oder Werbeverbote? Wie sieht es mit der Gesundheitspolitik aus, hier insbesondere mit Präventionsmaßnahmen? Was bedeutet Wirtschaftspolitik, Korruption und Lobbyismus?

Definition von Sucht

Der Umgang mit Drogen ist für jede Gemeinschaft, ob im kleinsten Familienkreis oder innerhalb der gesamten Gesellschaft, ein heikles und brisantes Thema.

Es lassen sich zumeist die beiden folgenden Kriterien bei einer Sucht feststellen:

- Der Körper hat eine Toleranz gegenüber einem Suchtstoff entwickelt. Es zeigt sich bei Einnahme dieser Substanz eine verminderte Wirkung, wenn die Dosis gleich bleibt. Meist verlangt der Körper nach einer Dosissteigerung, je länger die Sucht anhält.
- Falls der Suchtstoff ausbleibt, reagiert der Körper mit Entzugserscheinungen. Diese körperlichen Symptome sind abhängig vom jeweiligen Suchtstoff. Der Abhängige führt sich die Droge nur zu, um sich „normal" fühlen

Merke
Will man den Begriff „Sucht" mit all seinen komplexen Zusammenhängen darstellen, muss man bei der Betrachtung über die körperliche und psychische Abhängigkeit hinausgehen.

zu können, um seine Entzugserscheinungen zu verringern oder
ganz zu vermeiden.

Weitere Merkmale einer Sucht
sind:
- häufiger Konsum in größeren
Mengen und länger als beab-
sichtigt
- anhaltender Wunsch und er-
folglose Versuche, den Konsum
zu beenden
- Investieren von viel Zeit in Be-
schaffung, Konsum und Erho-
lung
- Vernachlässigung oder sogar
Aufgabe von sozialen und/oder
beruflichen Kontakten und Aktivitäten
- weiterer und anhaltender Konsum trotz Kenntnis der Nachteile

Doch nicht jeder, der Drogen
konsumiert, ist automatisch abhängig. In der Wissenschaft wird
unterschieden zwischen dem gelegentlichen Konsum, dem Miss-
brauch und der Abhängigkeit von
bestimmten Drogen. Wenn mindestens drei der zuvor genannten
Merkmale erfüllt sind, spricht
man von einer Drogenabhängig-
keit oder auch Sucht.

Nikotinabhängigkeit – eine Sucht

Auch wenn man-
cher Raucher
denkt, er könnte
jederzeit wieder
aufhören, und
seine Sucht leug-
net – es ist längst
wissenschaftlich
bewiesen: Nikotin
macht abhängig.

Wichtig ist an dieser Stelle des
Buchs, dass Sie erkennen: „Ja,
auch ich bin abhängig geworden.
Abhängig von einem Suchtstoff."
Denn auch das Rauchen erfüllt die
klassischen Kriterien einer Sucht.
Beim Rauchen geht es um eine
Sucht, bei der man von dem
Suchtstoff nie genug bekommen
kann. Beim Lieblingsessen nimmt
man gern etwas mehr, kann jedoch problemlos auch einige Tage
darauf verzichten. Man isst es ab
und zu, braucht es aber nicht täglich und verspürt kein Entzugsge-
fühl, wenn es einem für längere
Zeit vorenthalten wurde.

Anfangs raucht man noch ganz
bewusst und ist sich sicher, dass
man nicht davon abhängig ist,
dass es einfach nur Spaß macht.
Man redet sich ein, jederzeit damit aufhören zu können, wenn
man nur wollte.

Doch bald schon steigert sich
der Zigarettenkonsum – langsam,
aber stetig. Erst raucht man eine
am Wochenende, dann kommt die
zweite unter der Woche hinzu,
dann drei am Wochenende und
schließlich täglich eine. Daraus
werden täglich zwei usw., bis man
bei seiner persönlichen Tagesdo-

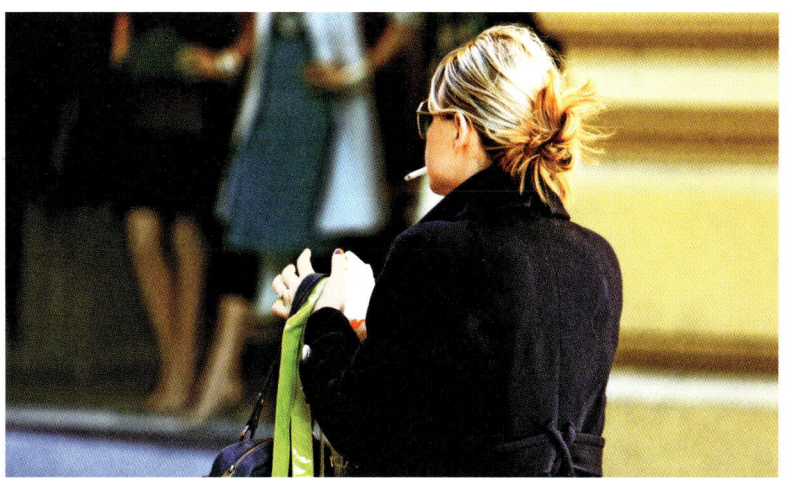

sis Gift angekommen ist. Die beträgt meist zwischen 20 und 30 Zigaretten pro Tag, die im Abstand von etwa 20 bis 90 Minuten geraucht werden – im Durchschnitt raucht man also alle 45 Minuten eine Zigarette.

Und spätestens dann merkt man: „Wenn mir jetzt jemand die Zigaretten wegnimmt, würde mir etwas Wichtiges fehlen." Der Körper ist vom Nikotin abhängig! Oder anders ausgedrückt: Man ist körperlich süchtig nach Nikotin.

Was ist Nikotin?

Nikotin, eine farblose bis bräunliche, ölige Flüssigkeit, ist ein pflanzliches Gift, ein sogenanntes Alkaloid, das hauptsächlich in der Tabakpflanze vorkommt.

Für einen erwachsenen Menschen sind etwa 50 Milligramm Nikotin tödlich – ähnlich wie 50 Milligramm Zyankali. Dies entspricht einer Tabakmenge, die in sieben bis zehn Zigaretten enthalten ist. Bei Kleinkindern genügt bereits eine gegessene Zigarette, um zum Tod zu führen.

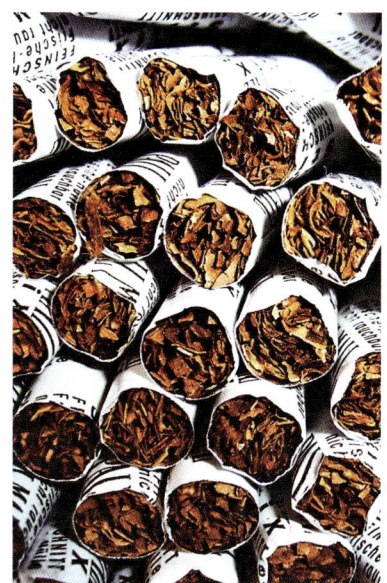

Merke

Hat man sich von der ersten Zigarette auf seine tägliche Nikotindosis gesteigert, gilt es zu erkennen, dass man süchtig ist. Das Rauchen erfüllt dann die klassischen Kriterien einer Sucht!

loszuwerden. Dabei werden viele Vitamine und Spurenelemente verbraucht, das Immunsystem geschwächt. Ferner wird durch die vom Körper selbst veranlasste Entgiftung ein „Mangel" an Nikotin erzeugt, der wieder ausgeglichen werden will – die Sucht ist vorprogrammiert.

Biologische Abhängigkeit

Die größte Gefahr des Nikotins liegt in seinem starken Abhängigkeitspotenzial. In seiner suchterzeugenden Wirkung ist es vergleichbar mit Amphetaminen, Kokain oder Morphin. Es ist vor allem deshalb so gefährlich, weil die Auswirkungen Sekunden nach der Einnahme einsetzen.

Die physiologische Ebene der Nikotinsucht beginnt, sobald man sich die Zigarette ansteckt: Wenn der Tabak glimmt, wird das Nikotin freigesetzt. Zigaretten enthalten im Durchschnitt 0,8 Milligramm Nikotin. Da der Körper das Gift relativ schnell wieder abbaut, stecken sich Raucher alle 20 bis 90 Minuten eine neue Zigarette an.

Der Weg der Luft

Täglich atmen wir 10.000 bis 12.000 Liter Luft ein. Diese gelangt durch Mund und Nase über die Luftröhre in die Lunge. Von dort wird sie in den ganzen Körper verteilt.

Gemäß einer EU-Vorschrift darf der Rauch einer Zigarette laut Standardmessung höchstens ein Milligramm Nikotin enthalten.

Die Menge an Nikotin, die von starken Rauchern täglich aufgenommen wird, wirkt zwar nicht tödlich, da der Körper das Nervengift sehr schnell wieder abbaut. Jedoch setzt das Gift den Körper unter erheblichen Stress, denn er muss ja versuchen, das Gift wieder

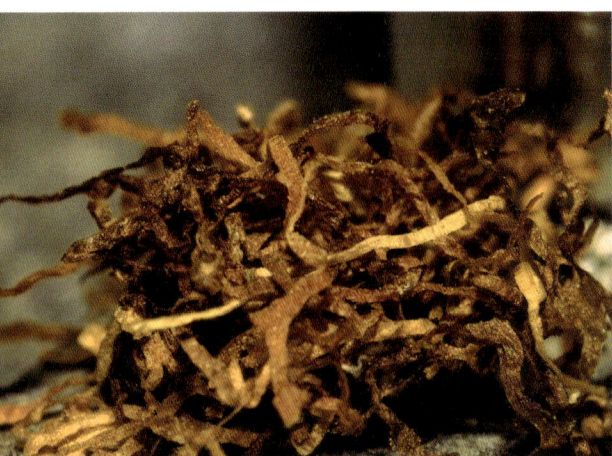

Geheimsache

In einem vor einigen Jahren der Öffentlichkeit bekannt gewordenen Dokument einer Zigarettenfirma aus dem Jahr 1972 wird zum Thema Nikotin Folgendes gesagt: „Die Zigarette sollte nicht als ein Produkt, sondern als eine Verpackung verstanden werden. Das Produkt ist Nikotin. Die Zigarette dient als Spender einer Nikotindosis, ein Zigarettenzug als Vehikel des Nikotins."
Nikotin ist folglich der Stoff, wegen dem ein Raucher überhaupt zu Tabakprodukten greift. Durch den Rauch nimmt er den Suchtstoff in seinen Körper auf.

Das Atmungsorgan Lunge füllt den Brustkorb fast vollständig aus. Der obere Anteil des Organs ragt über das Schlüsselbein hinaus und wird Lungenspitze genannt. Der untere Bereich, die Lungenbasis, wird durch das Zwerchfell begrenzt. Die Lunge wird von dem sogenannten Brustfell, der Pleura (griechisch pleura = Flanke, Rippe), umgeben, die aus zwei leicht gegeneinander verschiebbaren Häuten (Blättern) besteht. Die äußere Haut (Rippenfell) kleidet die Brusthöhle aus, die innere Haut (Lungenfell) umgibt die Lunge. Zwischen diesen beiden Pleurablättern liegt der schmale Pleuraspalt. Die in diesem befindliche Flüssigkeit ermöglicht die reibungslosen Bewegungen der beiden Blätter.
Die Lunge unterteilt sich in zwei Lungenflügel. Diese bestehen aus mehreren Lappen, die wiederum aus zahlreichen Lungenbläschen, sogenannten Alveolen (lateinisch alveolus = kleine Mulde) zusammengesetzt sind. Die Lungenflügel werden durch das Mediastinum (Mittelfellraum) voneinander getrennt. Hier liegen das Herz, der untere Teil der Luftröhre mit den Hauptbronchien, ein Teil der Speiseröhre sowie große Gefäße und Lymphknoten.

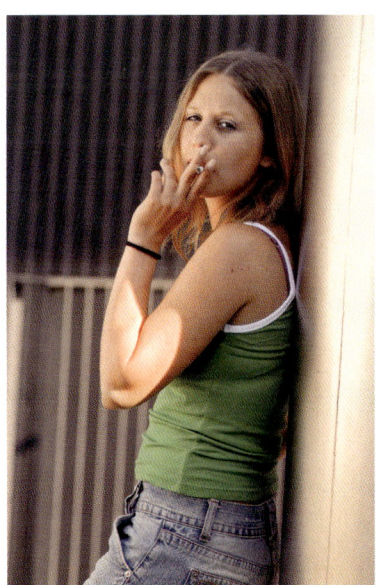

In der menschlichen Lunge gibt es ungefähr 300 Millionen Lungenbläschen.

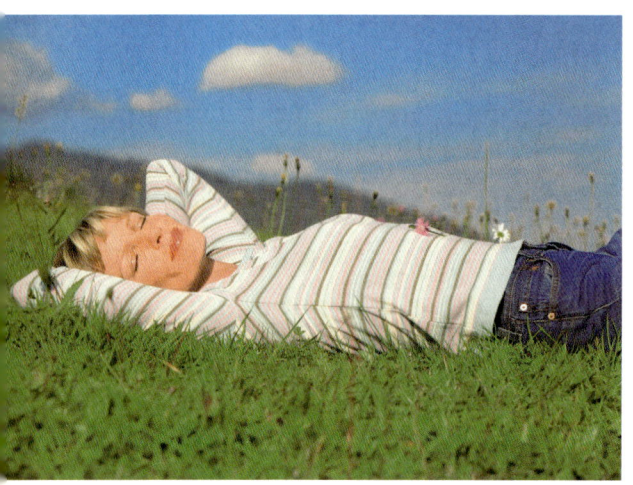

geführt wird, auf eine große Oberfläche verteilt. Durch die dünne, gasdurchlässige Alveolenwand kommt das sauerstoffarme, kohlendioxidreiche Blut mit der sauerstoffhaltigen Atemluft in Kontakt, sodass Kohlendioxid vom Blut abgegeben und Sauerstoff aufgenommen werden kann. Das in der Lunge mit Sauerstoff aufgefrischte, nun arterielle Blut, wird über die Lungenvenen zum linken Herzvorhof zurückgeleitet, um dort weiter in den Körperkreislauf zu gelangen.

Von der Luftröhre zweigen zwei Hauptbronchien (lateinisch bronchus = Ast) ab und münden in jeweils einen Lungenflügel. Auf diese Weise wird die Lunge mit Luft versorgt. Die Eintrittsstelle der Bronchien und großen Gefäße in die Lunge wird Lungenwurzel genannt. In den Lungenflügeln verzweigen sich die Hauptbronchien in viele kleinere Äste (Bronchiolen). An den Endästen des Bronchialbaums sind die Lungenbläschen wie Trauben angeordnet. Sie sind von korbartig angeordneten Blutgefäßen, sogenannten Kapillaren, haarfeinen Verzweigungen der Blutgefäße (lateinisch capillus = Haar), umgeben. Genau an dem Übergang von Blutgefäß zu Alveole erfolgt der Gasaustausch. Über das Kapillargeflecht wird das venöse Blut, das der Lunge über die Lungenarterie aus der rechten Herzkammer zu-

Merke

Sauerstoff ist die Grundlage allen Lebens! Raucher vermeiden leider viele Gelegenheiten, ihrem Organismus frische Luft zuzuführen und dadurch für Wohlbefinden von Körper und Seele zu sorgen.

Zusammen bilden diese drei Lungenvolumen die sogenannte Vitalkapazität. Die auch nach maximaler Ausatmung in der Lunge verbleibende Restluft von etwa einem

Wie viel Sauerstoff kann ein Mensch aufnehmen?

Die Menge an Sauerstoff, die man in seiner Lunge aufnehmen kann, ist individuell unterschiedlich. Bei ruhiger Atmung wird etwa ein halber Liter Luft ein- bzw. ausgeatmet (Atemzugvolumen). Atmet man besonders tief ein, können zwei bis drei Liter Luft zusätzlich eingeatmet werden (Einatmungsreserve). Genauso können nach gewöhnlicher Ausatmung noch ein bis eineinhalb Liter Luft zusätzlich ausgeatmet werden (Ausatmungsreserve).

Liter bildet mit der Vitalkapazität die Totalkapazität der Lunge. Mit einem speziellen Gerät (Spirometer) können die einzelnen Atemgrößen gemessen werden.

Die roten Blutkörperchen

Die im Blut befindlichen roten Blutkörperchen (Erythrozyten) sind für die Versorgung des Körpers mit Sauerstoff von größter Bedeutung. Der in ihnen enthaltene rote Blutfarbstoff Hämoglobin transportiert Sauerstoff und Kohlenmonoxid. Da Letzteres eine stärkere Bindungsneigung hat, werden die Andockstellen für den Sauerstoff von Kohlenmonoxid besetzt, und diese Blutkörperchen können keinen Sauerstoff mehr transportieren. Kohlenmonoxid (das z. B. in Autoabgasen enthalten ist) entsteht u. a. als Abbrandprodukt beim Rauchvorgang, weshalb bei Rauchern viel von diesem giftigen Gas in die Lungen gelangt. Raucher haben dadurch bis zu 30 Prozent weniger Sauerstoff im Blut, da die große Menge an Kohlenmonoxid die Sauerstoffaufnahme im Blut behindert – das Blut in den Lungen kann sich nicht mehr „auffrischen". Sauerstoffmangel bedeutet Atemnot, Beschwerden bei körperlicher Bewegung, Konzentrationsmangel und auf Dauer gesehen auch gesundheitliche Schädigungen.

Die Wirkung von Nikotin

Was hat sich, seit Sie rauchen, in Ihrem Körper verändert? Was genau lässt Sie nach einer bestimmten Zeitspanne wieder zur Zigarette greifen? Und wo kommt das unangenehme Gefühl her, das Ihnen im Durchschnitt alle 45 Minuten signalisiert: „Los, her mit der nächsten Kippe!"?

Im Rauch, den man beim Rauchen einatmet, ist das Nikotin an winzige Teerpartikel gebunden, die beim Verbrennen des Tabaks entstehen. Der Teer im Rauch ist also das Transportvehikel, über das der Suchtstoff in den Körper gelangt – die von Rauchern erwünschte Nikotinwirkung führt somit gezwungenermaßen zur Aufnahme zahlreicher Schadstoffe.

Der so mit dem Nervengift Nikotin angereicherte Rauch gelangt erst in die Lunge und dort dann in die Alveolen. Wie bereits er-

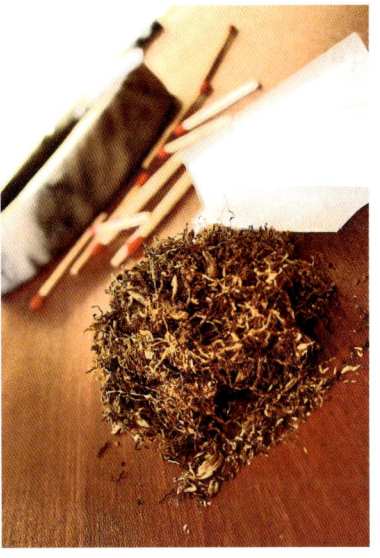

Durch den Rauch gelangt nicht nur das Nikotin in den Körper, sondern auch viele Schadstoffe – diese werden vom Raucher also in Kauf genommen, um seine Sucht zu befriedigen.

wähnt, findet hier der Gasaustausch statt. Nikotin und andere Schadstoffe werden nun also mit dem eingeatmeten Rauch über die Lungenbläschen in das Blut abgegeben und verteilen sich von dort über die Blutlaufbahn im ganzen Körper – ein weiterer Grund, weshalb Rauchen nicht nur für die Atemwege, sondern für den gesamten Organismus gesundheitsschädliche Auswirkungen hat.

Sieben Sekunden nach dem Übertritt in das Blut erreichen die Nikotinmoleküle das Gehirn.

Rezeptoren sind körpereigene Strukturen, über welche die Nerven miteinander in Kontakt treten können. Wenn bestimmte Hormone oder Botenstoffe an den Rezeptoren andocken, reagieren diese empfindlich und lösen gewisse Reaktionen im Körper aus. Diese werden an nachfolgende Nervenzellen weitergeleitet.

Das Zentralnervensystem, dessen wichtigster Teil das Gehirn ist, besteht aus über 100 Milliarden miteinander verbundener Nervenzellen, den Neuronen. Damit das Gehirn aber, bewusst oder unbewusst, all unsere Handlungen steuern kann, sind seine Nervenzellen untereinander durch zahlreiche Nervenbahnen verbunden – ein komplexes Netzwerk, in dem die Nerven miteinander kommunizieren. Dies geschieht mithilfe von sogenannten Rezeptoren an der Zelloberfläche, die mittels unterschiedlicher chemischer Botenstoffe (sogenannter Neurotransmitter) für die Reizübertragung und Informationsweiterleitung zwischen den Nervenzellen sorgen.

So vollzieht sich in unserem Körper, vereinfacht dargestellt, der Informationsablauf.

Und was passiert, wenn man Drogen nimmt? Diese Nervengifte wirken in der Regel auf die vorhandenen Eiweißstrukturen der Zelle und stören auf diese Weise den Informationsaustausch unter den Neuronen.

Das Gehirn und die dort befindlichen lebensnotwendigen Nervenzellen werden vor giftigen Stoffen normalerweise durch die sogenannte Blut-Hirn-Schranke geschützt: Die Zellen der Blutgefäße im Gehirn verhindern den direkten Eintritt gefährlicher Stoffe. Bestimmten Substanzen wie beispielsweise Alkohol, Nikotin oder Heroin ist es aber möglich, diese

Schutz des Gehirns

Zellmembrane sind außen mit einer wasserlöslichen und innen mit einer fettlöslichen Schicht überzogen. Dies bedeutet: Je kleiner und je fettlöslicher das Molekül ist, desto eher kann es die Blut-Hirn-Schranke überwinden; je wasserlöslicher es ist, umso wahrscheinlicher werden die Stoffe abgehalten.

Die abgewehrten Stoffe können nur mithilfe spezieller Transportsysteme in das Gehirn gelangen. Diese Schutzfunktion der Zelle wird ergänzt durch in der Membran befindliche Wächterzellen, die fast alle als schädlich eingestuften Stoffe abfangen.

Das Nikotin im Körper

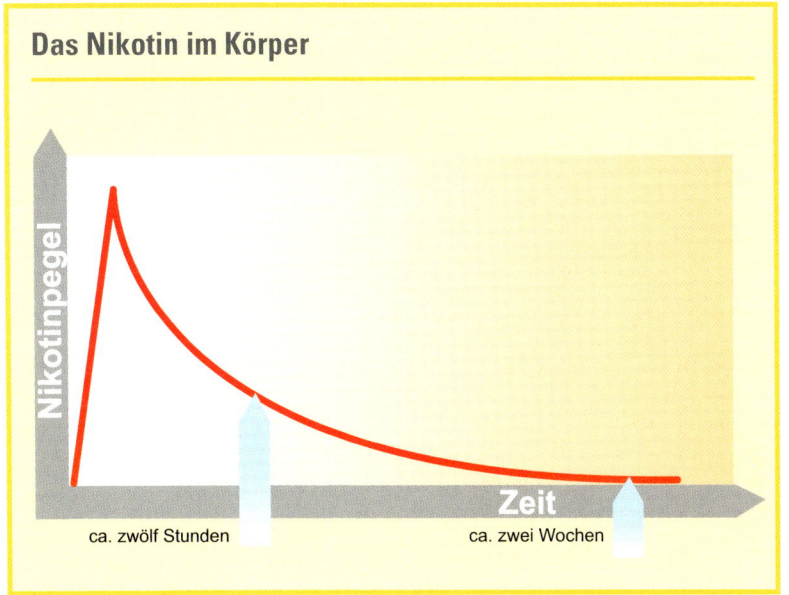

Jede Zigarette lässt den Nikotinpegel auf 100 Prozent steigen. Weil Nikotin so giftig ist, versucht der Körper, den Stoff so schnell wie möglich wieder loszuwerden.

Schranke zu überwinden. Es ist noch nicht endgültig geklärt, welche Eigenschaften des Nikotins genau dafür verantwortlich sind, das es ungehindert in das Gehirn gelangen kann.

Die Nikotinmoleküle heften sich im Gehirn an Nervenzellen und beeinflussen deren Aktivität. Das Gift wirkt dabei stimulierend auf sogenannte nikotinerge Acetylcholinrezeptoren. Diese reagieren im Regelfall auf den körpereigenen Botenstoff Acetylcholin, können aber auch durch Nikotin aktiviert werden. In der Folge schütten sie bestimmte Hormone und Botenstoffe aus.

Eine akute Wirkung des Nikotins ist z. B., dass es die Freisetzung des Hormons Adrenalin fördert, was zu einer Blutgefäßverengung führt. Die Nähr- und Sauerstoffversorgung wird auf diese Weise im gesamten Körper reduziert. Der Herzschlag beschleunigt sich, und der Blutdruck steigt. Außerdem kommt es zu einer Abnahme des Hautwiderstands und einem Absinken der Hauttemperatur. Gleichzeitig steigern sich Magensaftproduktion und Darmtätigkeit.

Außerdem: Bei abhängigen Rauchern setzt die Gewöhnung an Nikotin im Gehirn die Empfindlichkeit gegenüber körpereigenen Belohnungsreizen herab. Daher benötigen Raucher erst eine Dosis Nikotin, um mittels körpereigener Stoffe (Katecholamine) Belohnungsareale des Gehirns

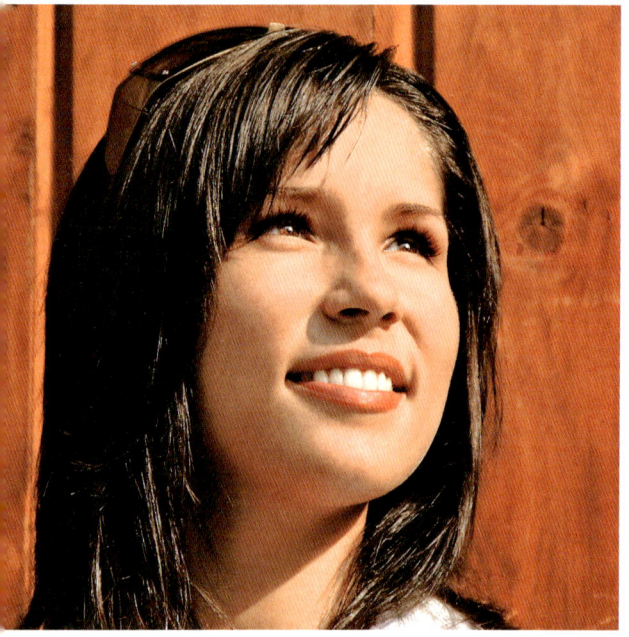

Glücklicherweise gewöhnt sich das Gehirn nach dem Rauchstopp in kürzester Zeit wieder um und ermöglicht Exrauchern ein normales Leben – ganz ohne Nikotin.

Aber auch andere Stoffe, die beim Rauchen eingeatmet werden, haben einen Einfluss auf die Gehirnfunktionen. Der im Tabak enthaltene oder künstlich zugesetzte Zucker verbrennt beim Rauchen, wobei u. a. das krebserregende Acetaldehyd entsteht. Dieser Stoff bewirkt eine Reduzierung des Enzyms MAO-B (Monoaminooxidase B), das im Gehirn Neurotransmitter wie Dopamin und Serotonin abbaut. Laut einiger Untersuchungen sollen Raucher weniger MAO-B haben als Nichtraucher und dementsprechend soll mehr Dopamin und Serotonin auf das Gehirn einwirken, was als angenehm empfunden wird.

stimulieren zu können und ein vermeintlich positives Gefühl beim Rauchen zu spüren.

Insgesamt wirkt Nikotin im Gehirn aber unspezifisch auf viele (prä- und postsynaptische) Rezeptoren, wodurch es zur Ausschüttung von unterschiedlichsten Botenstoffen wie Dopamin, Serotonin, Noradrenalin und Endorphinen kommt. Diese irritieren verschiedenste Funktionen des Gehirns, wie Aufmerksamkeit, Gedächtnis und Lernen, die ohne Nikotin bald nicht mehr normal funktionieren können. Kurz: Das Gehirn eines Rauchers scheint sich ohne Nikotin nicht mehr „komplett" zu fühlen und den Suchtstoff zu brauchen.

Vielleicht sagen Sie sich jetzt: „Das klingt doch alles gar nicht so schlecht, wenn Zigarettenkonsum dazu führt, dass es mir besser geht!" Doch: Bevor ein Raucher anfängt zu rauchen, funktioniert das körpereigene Belohnungssystem bereits sehr gut. Man muss sich also nicht von einer Droge abhängig machen, um dann durch die Einnahme ein Stückchen glücklicher werden zu können, wenn man es als Nichtabhängiger jeden Tag einfach so auf gesunde Weise erleben kann.

Merke
Das körpereigene Belohnungssystem funktioniert bestens. Man muss sich also nicht von einer Droge abhängig machen, um glücklicher zu werden.

Bedenken Sie außerdem: Jede Droge verändert auch das Gleichgewicht der körpereigenen Drogen. Beim Absetzen des Drogenkonsums kommt es im Körper zu Gegenregulationen, die als Entzugserscheinungen spürbar sind. Durch einen über längere Zeit andauernden Drogenkonsum werden nicht nur die Gehirnstoffwechselvorgänge verändert, es kommt auch zu einer Veränderung der Gehirnstruktur.

Deshalb reagieren auch Raucher, wenn sie länger nicht geraucht haben, häufig mit mehr oder weniger Entzugserscheinungen, wobei hier sowohl körperliche als auch psychische Symptome auftreten können.

Weil Nikotin so giftig ist, versucht der Körper, den Stoff so schnell wie möglich wieder loszuwerden. Das Gift wird in der Leber abgebaut und von den Nieren über die Blase ausgeschwemmt.

Der Weg des Nikotins aus dem Körper bewirkt, dass Raucher häufig Leber-, Nieren- oder Blasenkrebs bekommen.

Dieser Reinigungsprozess geht sehr schnell vonstatten. Würden Sie nach dem ersten Raucherlebnis nicht weiterrauchen, wäre nach etwa acht bis zwölf Stunden schon mehr als die Hälfte des durch die Zigarette aufgenommenen Nikotins vom Körper abgebaut, und nach zwei Wochen könnte man kein Nervengift mehr im Körper nachweisen. Rauchen Sie jetzt also keine Zigarette mehr, ist der Nikotinpegel im Körper schon bald wieder fast normal.

Zeit für eine Zigarette!
Sobald eine Zigarette zu Ende geraucht ist, sinkt der Nikotinpegel im Körper kontinuierlich. Je mehr Zeit vergeht, umso deutlicher spüren Raucher dann ein erneutes Verlangen nach einer Zigarette. Anfangs ist es sehr schwach und unspezifisch. Je länger man wartet, umso stärker wird es, bis man fast automatisch wieder zu einer neuen Zigarette greift.

Und die ersten Züge vermitteln immer ein befreiendes, schönes Gefühl, denn der Körper bekommt die geforderte Menge des Suchtmittels.

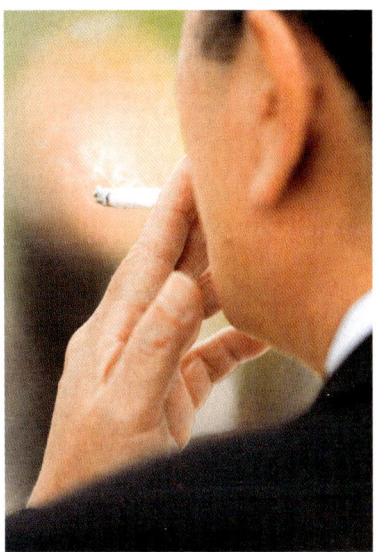

Jahrelang rauchen wir unsere persönliche Anzahl von Zigaretten und haben nie das Gefühl, genug davon zu bekommen.

Rauchen – eine
Kettenreaktion:
Immer wenn das
Schmachtgefühl
zu groß wird,
steckt man sich
die nächste Ziga-
rette an. Der Ni-
kotinpegel steigt,
um direkt danach
wieder zu sinken.

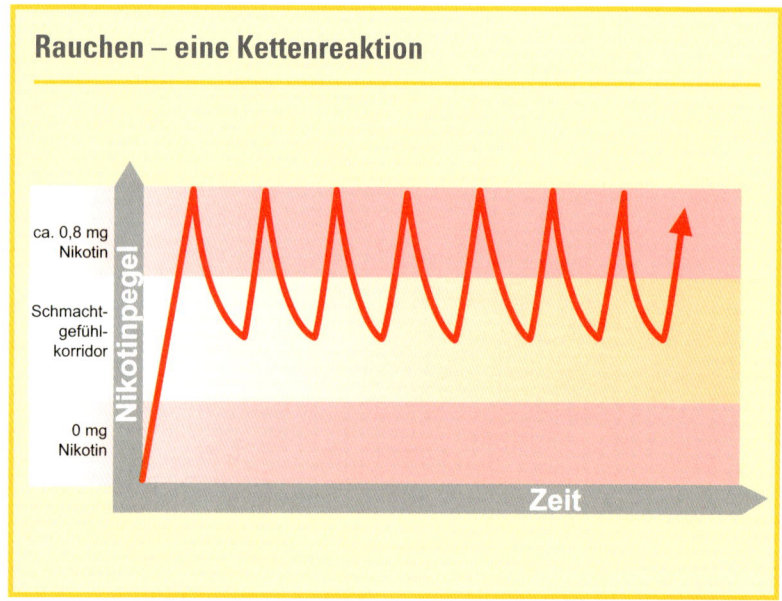

Rauchen – eine Kettenreaktion

Diagramm: Nikotinpegel / Zeit, Schmachtgefühl-korridor, ca. 0,8 mg Nikotin, 0 mg Nikotin

Doch sehr bald schon sinkt der Nikotinpegel erneut, bis er tief genug ist und man, ohne wirklich darüber nachzudenken, wieder zur Zigarette greift – ein Auf und Ab den ganzen Tag.

Das „Schmachtgefühl"
Jeder Raucher kennt es, für Nichtraucher ist es nur sehr schwer zu beschreiben – das Schmachtgefühl. Nach einer gerauchten Zigarette hat man für kurze Zeit ein gutes Gefühl. Je länger man aber abwartet, desto mehr entsteht ein anderes Gefühl, eine Art Verlangen, die sogenannte Schmacht. Dieses Gefühl tut nicht weh, man bekommt davon auch keine Schweißausbrüche oder Krämpfe. Es fühlt sich eher an wie eine innere Leere, wie ein Loch, das es zu stopfen gilt.
Wie entsteht dieses Gefühl, das jeder Raucher kennt, Nichtrauchern aber unbekannt ist? Durch das Nikotin haben sich die Nerven verändert. Die Nervenenden sind unempfindlicher geworden. Die

Ein künstlich erzeugtes Gefühl

Einerseits tut das Gefühl der Schmacht nicht weh, andererseits möchte man es aber auch nicht unbedingt ertragen. Deswegen greift man immer wieder zur Zigarette – um die Schmacht nicht spüren zu müssen.

Nervenzellen brauchen daher das Nikotin, um etwas „spüren" zu können.

Im Umkehrschluss bedeutet das: Wenn die Nervenzellen keine Signale mehr durch das Nikotin bekommen, werden sie unruhig. Sie signalisieren dem Körper: „Gib mir mehr Botenstoffe." Das Schmachtgefühl wird immer stärker, bis man mit der nächsten Zigarette den Entzug gestillt hat. Dieser Ablauf ist ein Teufelskreis, ein ständiges Auf und Ab von gutem Gefühl und Entzugserscheinungen. Was also beim Rauchen so guttut, ist dem Phänomen geschuldet, dass man sich die Entzugserscheinungen „wegraucht", die mittelfristig durch den Abbau des Nikotins im Körper immer wieder aufgebaut werden!

Was passiert eigentlich nachts?
Nachts schläft man – in der Regel zwischen sechs und acht Stunden. Und in dieser Zeit raucht man keine einzige Zigarette. Dem Körper wird also während vieler Stunden kein Nikotin zugeführt. Trotzdem wachen selbst starke Raucher nicht ständig von dem Verlangen nach einer Zigarette auf. Das Schmachtgefühl ist während dieser Zeit verschwunden, dem Körper scheint der „Entzug" nichts auszumachen. Ist Ihnen das schon einmal aufgefallen? Sie brauchen nachts keine Zigarette, selbst wenn Sie tagsüber Kette rauchen! Am nächsten Morgen, entweder direkt nach dem Aufstehen oder erst zum Kaffee, rauchen Sie Ihre erste Zigarette. Die Betonung liegt hier auf „erste", denn für den

Natürlich kommt es vor, dass man nachts aufwacht und eine Zigarette raucht. Aber dann nicht wegen der Sucht, sondern wegen des leichten Schlafs.

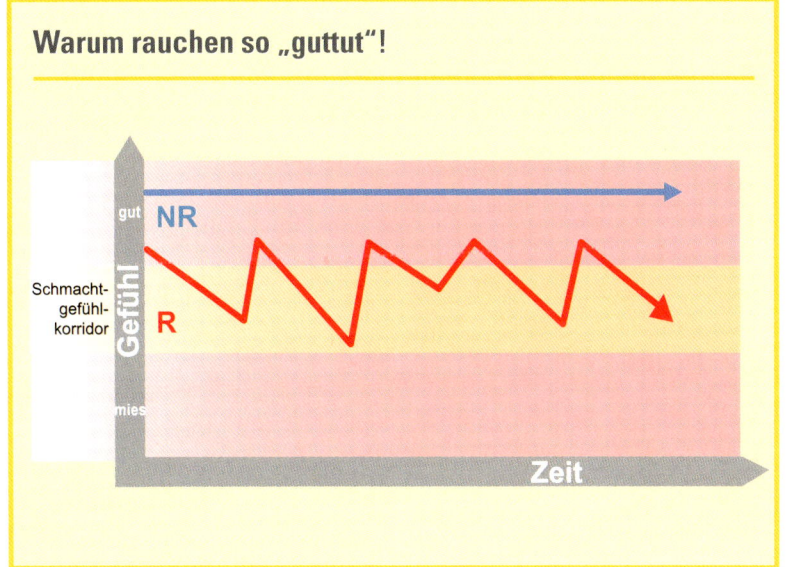

Warum rauchen so „guttut"!

Sobald ein Raucher die Zigarette ausgedrückt hat, fängt der Nikotinspiegel an kontinuierlich zu sinken. Das Schmachtgefühl wird immer stärker. Ein Nichtraucher oder Exraucher hat dieses Gefühl nicht, Rauchen tut also immer nur dem Raucher gut.

Verlängern Sie doch die Zeit des Nichtrauchens, indem Sie morgens einfach nicht wieder anfangen zu rauchen: Lassen Sie die „erste" Zigarette des Tages weg und entscheiden Sie sich stattdessen für ein Leben als „Frischluftatmer"!

Körper ist diese Zigarette fast wie ein Neueinstieg in das Leben eines Rauchers. Und wie „schmeckt" diese erste Zigarette des Tages? Sehr stark! Für viele sogar zu stark.

Betrachten wir dieses Phänomen doch einmal genauer: Natürlich verlangt der Körper auch nachts nach Nikotin. Das Schmachtgefühl ist aber so schwach, dass Sie es nicht spüren. Sie wachen also nicht alle 45 Minuten von dem Gefühl auf, eine Zigarette rauchen zu müssen. Nein, Sie schlafen. Und nach einer langen, nikotinlosen Nacht, hat die erste Zigarette einen umso stärkeren Effekt!

Also nicht nur, dass man nachts nicht aufgrund des Schmachtgefühls aufwacht – im Körper findet zudem ein kleiner Nikotinentzug statt, den Sie gar nicht mitbekommen! Und am Morgen signalisieren Ihnen die Nerven wieder, dass das Nervengift Nikotin sie irritiert.

Das bedeutet im Umkehrschluss: Jeder Raucher ist somit zwei Drittel des Tages ein Raucher, immer zu Zeiten, wenn er wach ist. Ein Drittel des Tages, nämlich nachts während er schläft, ist er Nichtraucher!

Sind uns Zigaretten immer gleich wichtig?

Beispiel 1: Stellen Sie sich vor, Sie haben gerade eine Zigarette geraucht. Sie sind fertig und drücken sie im Aschenbecher aus. In dem Moment kommt ein Freund ins Zimmer und bietet Ihnen eine neue Zigarette an. Sie wollen nicht unhöflich sein und stecken sich diese in den Mund, zünden sie an und rauchen.

Wie „schmecken" zwei oder sogar drei Zigaretten, die man direkt hintereinander raucht?
Seien Sie ehrlich: Nach der ersten Zigarette ist einem eigentlich die Lust vergangen, man fühlt sich zufrieden und raucht nur noch weiter, weil man den Freund nicht allein im Raucherzimmer stehen lassen will, weil man die interessante Gesprächsrunde auf dem

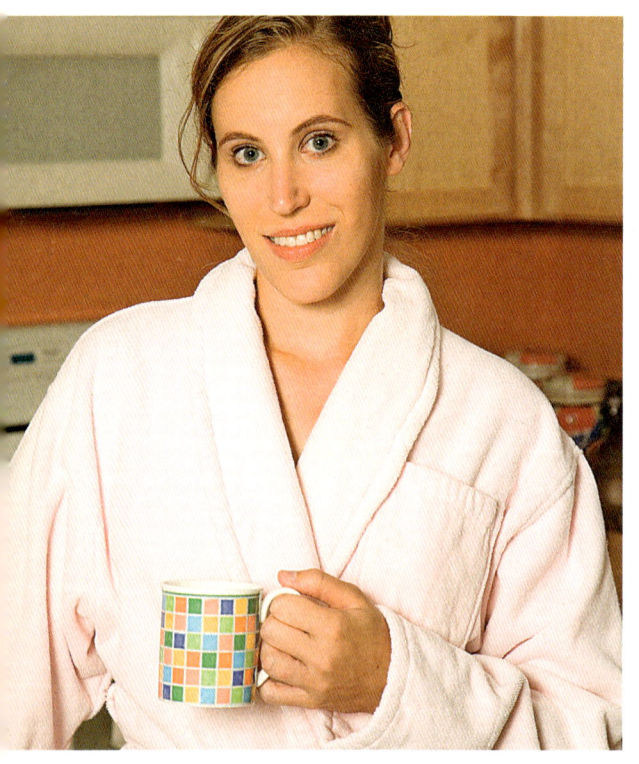

Raucherbalkon nicht verlassen möchte oder weil man eine Entschuldigung für eine kleine Arbeitspause sucht.

Aber warum „schmeckt" das Kettenrauchen denn eigentlich so schlecht? Wie bereits erwähnt, entsteht das Schmachtgefühl aufgrund eines sinkenden Nikotinpegels. Mit einer Zigarette ist dieser dann wieder aufgefüllt und das leere Gefühl verschwunden. Rauchen Sie nun direkt weiter, trotz eines hohen Nikotinpegels, führen Sie Ihrem Körper weiter Gift zu, obwohl dieser kein Bedürfnis danach hat. Der Entzug zwischen den einzelnen Zigaretten ist so schwach, dass er kaum wahrgenommen wird – deshalb kann durch die zweite Zigarette auch keine Befriedigung eintreten. Beim Kettenrauchen zeigt sich also der wahre „Geschmack" einer Zigarette.

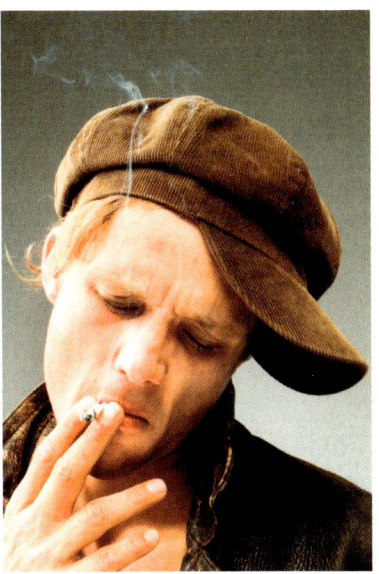

Merke
Wenn man eine Zigarette geraucht hat, ist der Körper zufriedengestellt. Raucht man direkt weiter, bleibt das „gute" Gefühl aus.

Rund um die Uhr versorgt

Jede Packung enthält etwa 20 Zigaretten. Im Durchschnitt zünden sich Raucher alle 45 Minuten eine Zigarette an, was bedeutet, dass sie mit einem Päckchen 15 Stunden am Tag mit Nikotinnachschub versorgt sind – also genau die Zeit, in der man in der Regel wach ist und das Schmachtgefühl auch wirklich wahrnimmt.

Beispiel 2: Stellen Sie sich vor, Sie haben gerade eine Zigarette geraucht und setzen dann Ihre Tätigkeit fort. Vielleicht setzen Sie sich wieder an den Schreibtisch im Büro, um weiterzuarbeiten, oder Sie gehen einkaufen oder eine Runde spazieren. Nach etwa 45 Minuten kommt ein Freund und bietet Ihnen eine Zigarette an.

Wie „schmeckt" diese, erst nach einer bestimmten Zeit geraucht, Zigarette?
Der Nikotinspiegel ist inzwischen deutlich gesunken, und das gut bekannte Schmachtgefühl hat sich schon wieder eingestellt. Sie genießen diese Zigarette, und nach drei Zügen ist das leere Gefühl verschwunden, Sie haben wieder Ruhe.

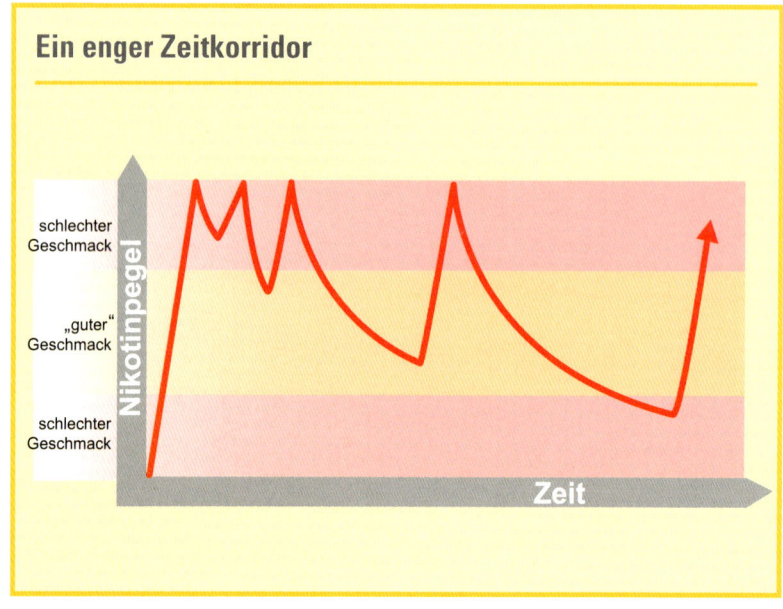

Ein enger Zeitkorridor

schlechter Geschmack

„guter" Geschmack

schlechter Geschmack

Nikotinpegel

Zeit

Je nachdem in welchen zeitlichen Abständen geraucht wird, tut die Zigarette einmal gut und einmal nicht.

Beispiel 3: *Stellen Sie sich vor, Sie sitzen in einer vierstündigen Besprechung, in der nicht geraucht werden darf, oder vier Stunden lang im Flugzeug. Ihre Gedanken kreisen immerzu um Zigaretten, Ihre Konzentration beginnt langsam nachzulassen. Endlich ist die Besprechung zu Ende bzw. Sie sind im Flughafengebäude angekommen und können sich die ersehnte Zigarette anzünden!*

Kurzzeitiger Geschmack

Zigaretten scheinen nur in einem sehr engen Zeitkorridor zu „schmecken" und nur zu bestimmten Zeiten ein positives Gefühl zu vermitteln. Raucht man kurz hintereinander mehrere Zigaretten, sind diese kein besonders großer Genuss mehr. Man muss also erst eine bestimmte Zeit abwarten, damit einem die Zigaretten wieder gut „schmecken". Pausiert man jedoch zu lange, verspürt man Schwindel und möglicherweise sogar leichten Ekel.

Wie erleben Sie das Rauchen dieser Zigarette?
Das Schmachtgefühl hat Sie während der gesamten Zeit, in der Sie zum Nichtrauchen „gezwungen" waren, ständig daran erinnert, wie schön es wäre, jetzt eine Zigarette zu rauchen. Der Körper hat gefordert: „Ich will endlich wieder Nikotin!" Sobald sich eine Möglichkeit ergibt, zünden Sie sich eine

Zigarette an und genießen jeden Zug – eine vermeintlich herrliche Superzigarette. Sie füllt die leeren Nikotinspeicher wieder ganz auf, und Sie haben endlich wieder Ruhe vor dem drängenden Verlangen, der Schmacht. Dieses Gefühl ist herrlich!

Und wie „schmeckt" eine Zigarette, wenn Sie drei Tage nicht geraucht haben, weil Sie z. B. krank waren oder auf einer mehrtägigen Wanderung keine Möglichkeit hatten, Zigaretten zu kaufen? Diese Zigarette „schmeckt" überhaupt nicht! Vielleicht sagen Sie auch: „Das hat nichts mehr mit Schmecken zu tun, mir wird regelrecht schwindlig davon!"

Was kann man daraus schließen? Wenn Sie eine bestimmte Zeit abwarten, bevor Sie wieder zur Zigarette greifen, und länger auf das Rauchen verzichten, „schmeckt" die geliebte Zigarette nicht mehr wirklich gut. Bewirkt wird diese Abneigung gegenüber Zigaretten durch den gesunkenen Nikotinspiegel. Ist dieser so niedrig, dass die Nerven wieder richtig empfindlich sind, setzt das Schmachtgefühl gar nicht erst ein.

Der Geschmackstest

Im Folgenden sollen Sie einen kleinen Test machen, um Antworten auf folgende Fragen zu finden: Wie funktioniert Nikotin? Ist es der „Geschmack", der mich bei der Stange hält? Oder braucht mein Körper das Nikotin?

Vollziehen Sie Schritt für Schritt die einzelnen Testphasen und beantworten Sie ehrlich die Fragen nach Geschmack und Empfindung. Erst dann sollten Sie unter „Persönliches Fazit" (siehe Seite 50) weiterlesen.

1. Zug: Zünden Sie sich in Ruhe eine Zigarette an. Achten Sie darauf, den Rauch nicht zu inhalieren, sondern diesen nur bis in die Mundhöhle vordringen zu lassen. Spielen Sie mit dem Rauch in der Mundhöhle, lassen Sie ihn auf Ihre Zunge sacken und schmecken Sie nach. Zählen Sie bis fünf und pusten Sie dann den Rauch wieder aus.

2. Zug: Beim zweiten Zug ziehen Sie den Rauch wieder nur bis in die Mundhöhle. Spielen Sie ein wenig damit und pusten Sie den

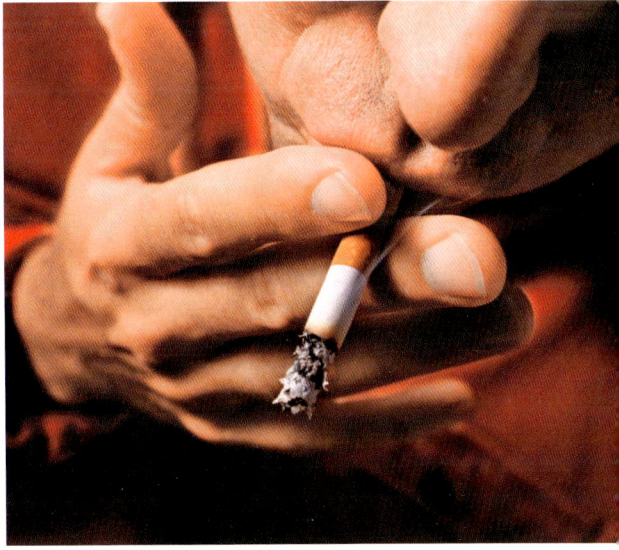

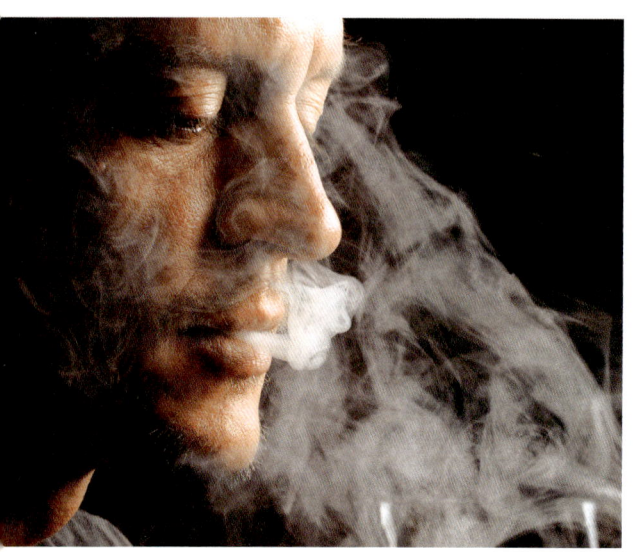

- Wie hat das Paffen geschmeckt? Wie haben Sie den Rauch in der Mundhöhle und auf der Zunge empfunden? Eklig, stark, hat er verbrannt geschmeckt, bitter, beißend, schlecht und unangenehm?
- Wie hat es sich angefühlt, den Rauch ungefiltert durch die Nase auszuatmen? Wie riecht Rauch? Ätzend, brennend, reizend und beißend?
- Wie war der Rauch beim Inhalieren? Besser, angenehm, hat er sogar gutgetan?
- Nach wie vielen Züge hätten Sie die Zigarette ausdrücken können? Nach drei bis spätestens fünf Zügen?
- Und die zweite Zigarette? Haben Sie diese Zigarette wirklich noch gebraucht?

Rauch wieder aus. Wonach schmeckt der Rauch? Ist das ein leckerer Genuss?

3. Zug: Den dritten Zug nehmen Sie in die Mundhöhle und schlucken ihn kurz an, um ihn dann ungefiltert durch die Nase auszuatmen. Wie riecht Rauch?

4. Zug: Den vierten Zug der Zigarette inhalieren Sie, wie Sie es gewohnt sind. Wie schmeckt der inhalierte Zug?

Rest der Zigarette: Danach rauchen Sie auf gewohnte Weise weiter. Überlegen Sie, wann Sie die Zigarette eigentlich ausdrücken könnten. Nach wie vielen Züge haben Sie genug?

Zweite Zigarette: Zünden Sie sich nun eine zweite Zigarette an und testen Sie, wie diese schmeckt und ob sie diese noch brauchen und wirklich genießen.

Meine Marke

Viele Raucher behaupten, dass ihnen bestimmte Zigarettenmarken besonders gut schmecken. Die Lieblingsmarke „schmeckt" aber unterschiedlich, je nachdem, in welchen Abständen die einzelnen Zigaretten geraucht werden. Welche Marke Sie rauchen, ist also nicht so wichtig. Von viel größerer Bedeutung für den „Geschmack" einer Zigarette ist die Zeitspanne, nach der man wieder zu dem Glimmstängel greift.

Bevor Sie auf den folgenden Seiten mehr zum Thema „Psychologische Abhängigkeit" erfahren, sollte Ihnen eine Sache klar sein: Zigaretten haben einen ziemlich ekligen Geschmack. Der Mensch kann nur mit seinen Geschmackssinneszellen schmecken, diese sitzen aber ausschließlich auf der Zunge. Dort werden die Geschmacksrichtungen süß, sauer, bitter oder salzig wahrgenommen. Und nur mit den Geruchssinneszellen kann der Mensch riechen. Diese sitzen in der Nase.

Bei dem Geschmackstest haben Sie sich den Rauch „auf der Zunge zergehen lassen", um festzustellen, wie er schmeckt. Das Ergebnis war mehr als unbefriedigend. Auch der Geruch einer Zigarette, den Sie beim dritten Zug getestet haben, war nicht anders als der von gewöhnlichem Rauch – nämlich beißend und brennend.

Sie wissen jetzt also, dass das, was Ihnen beim Inhalieren vermeintlich so „guttut", allein die Tatsache ist, dass Ihr Körper das Nikotin braucht. Denn in den Bronchien oder der Lunge gibt es weder Geschmacks- noch Geruchssinneszellen.

Die Nikotinsucht ist auch der Grund dafür, dass die ersten Züge an einer Zigarette die besten sind und der Glimmstängel dann eigentlich wieder ausgedrückt werden könnte. Denn danach hat der Körper die Menge an Nikotin bekommen, die er benötigt, um den

Geschmack? Eine Illusion!

Rauchen schmeckt selbst dem Raucher nicht! Der Geschmack ist eine Illusion der Sucht. Der Raucher braucht das Nervengift Nikotin, das er für „Geschmack" hält. Dieses Nikotin beseitigt zwar kurz das Schmachtgefühl. Das Gift ist allerdings auch der einzige Grund, weshalb ein Raucher überhaupt diese innere Leere verspürt.

Pegel zu erhöhen und auf das Niveau zu bringen, bei dem das Schmachtgefühl nicht mehr zu spüren ist.

Auch die zweite Zigarette ist meist unnötig. Denn wenn der Nikotinspeicher bereits zu 100 Prozent angefüllt ist, bringt diese keine zusätzliche Befriedigung mehr. Erst nach einer gewissen Zeitspanne ist der Pegel wieder so weit gesunken, dass der Körper „Nutzen" aus einer neuen Zigarette ziehen kann.

Psychologische Abhängigkeit

„Rauchen ist Geschmack" wurde als Illusion der Sucht enttarnt. Trotzdem wird diese Aussage immer wieder von Rauchern benutzt, wenn sie jemand fragt: „Warum rauchst du eigentlich so

Merke
Wenn Sie den Zusammenhang von Nikotin sowie biologischer und psychologischer Abhängigkeit verstehen – und dazu möchte dieses Buch beitragen – können Sie mit dem Rauchen ganz einfach aufhören.

Merke
Jeder Raucher hat das Gefühl, dass Zigaretten ihm in bestimmten Situationen helfen.

ein Kraut?" Die Antwort lautet dann: „Weil mir Zigaretten einfach schmecken, besonders meine Lieblingsmarke!" Nach einem Test wie oben beschrieben sagt das wohl niemand mehr, ohne sich selbst zu belügen.

Doch wie sieht es mit anderen Gründen aus? In diesem Kapitel wird die Ebene der psychologischen Abhängigkeit erläutert. Diese beschreibt alle Situationen, in denen ein Raucher glaubt, rauchen zu müssen.

Meine liebsten Rauchsituationen
Nehmen Sie sich ein Blatt Papier. Listen Sie nun alle möglichen Situationen auf, in denen Sie besonders gern rauchen. Dann schreiben Sie auf, wann es Ihnen

vielleicht schwerfallen könnte, ohne Zigarette zu sein.

Sehen Sie sich nun die untenstehende Zeichnung an. Jede Wette, dass fast alle Ihre Situationen hier aufgeführt sind.

Rauchen hilft bei Stress
Beispiel Nichtraucher: Ein Nichtraucher hat einen wichtigen Geschäftstermin in einer 300 Kilometer entfernten Stadt. Frühmorgens steht er auf, macht sich fertig, setzt sich ins Auto und fährt los. Auf halber Strecke kommt er in einen Stau. Natürlich hat er eine gewisse Zeitspanne für solche Situationen mit eingeplant. Doch die Verkehrssituation verändert sich nicht. Er steht und steht und steht – langsam wird er unruhig.

Natürlich hat jeder Raucher auch seine ganz eigenen, persönlichen „Rauchsituationen", z. B. die Zigarette beim Zeitunglesen, in der Badewanne oder auf der Toilette.

Übliche Rauchsituationen

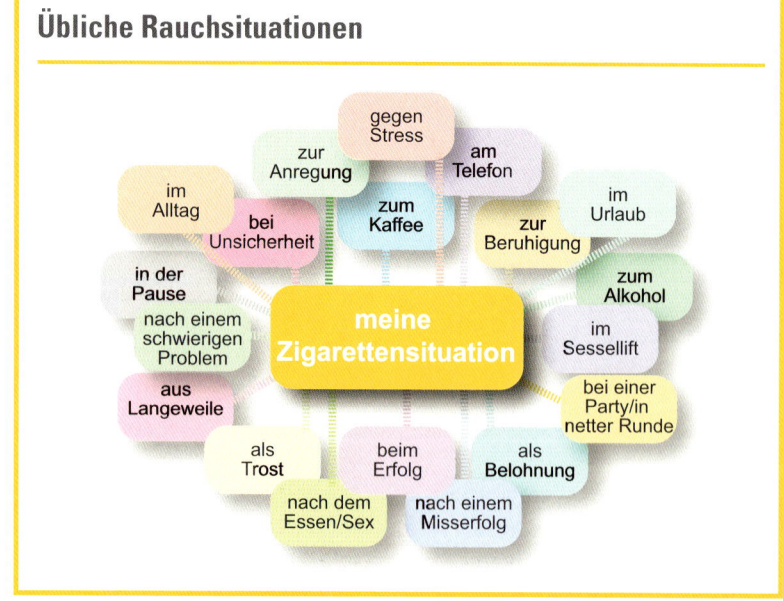

Die Zeit drängt. Es geht um wichtige Verträge. Fünf Entscheider werden auf ihn warten müssen. Eigentlich müsste er jetzt dringend weiterfahren, damit er den Termin noch rechtzeitig schafft. Aber der Stau hält unvermindert an. Er wird immer unruhiger und gestresster. Er ruft bei der Firma an und erklärt seine missliche Lage, trifft aber nicht auf viel Verständnis. Er hätte ja schließlich früher losfahren können. Die anderen wären ja auch pünktlich gekommen. Irgendwann löst sich der Stau auf, und voller Stress und Hektik kommt der Nichtraucher an seinem Zielort an.

Beispiel Raucher: *Stellen Sie sich nun genau dieselbe Situation bei einem Raucher vor. Was macht ein Raucher die ganze Zeit zusätzlich? Er raucht, und zwar eine nach der anderen. Verändert sich irgendetwas an der Situation? Löst sich dadurch der Stau auf? Trifft er dadurch, dass er raucht, auf Verständnis in der Firma? Nein, an der nervenaufreibenden Situation ändert sich gar nichts!*

Die Zigarette hat nicht die Macht, etwas an Situationen zu verändern. Der Raucher empfindet trotzdem die Zigaretten als entspannend. Denn er minimiert seinen Entzugsstress. Den möchte man in einer stressigen Situation ja nicht auch noch zusätzlich spüren müssen!

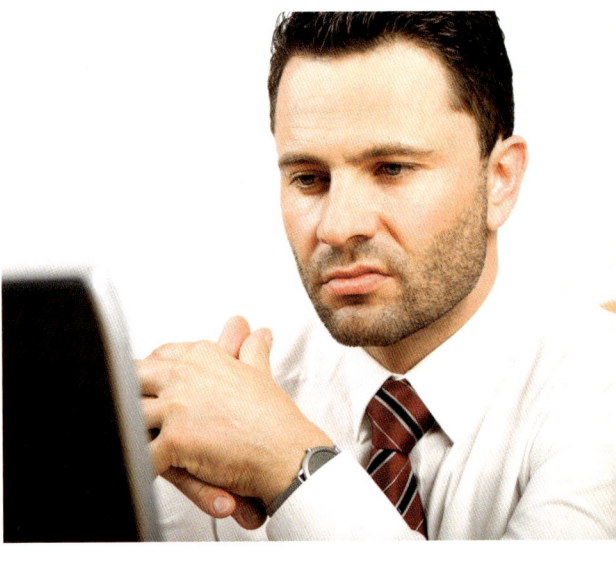

Rauchen hilft beim Denken

Beispiel Nichtraucher: *Ein Nichtraucher bekommt von seinem Chef eine Zusatzaufgabe. Diese soll er so schnell wie möglich abliefern. Wie geht ein Nichtraucher diese Situation an? Er setzt sich hin, konzentriert sich und arbeitet diese Zusatzaufgabe aus. Er bleibt so lange am Schreibtisch sitzen, bis er fertig ist. Danach gibt er die Arbeit ab und macht weiter im Arbeitsalltag.*

Beispiel Raucher: *Wie geht ein Raucher in der gleichen Situation vor? Er raucht erst einmal eine. Warum? Bevor er sich hinsetzen und anfangen kann, sich zu konzentrieren, muss er sein Schmachtgefühl „wegrauchen". Erst dann kann er mit der Arbeit beginnen. Nach kurzer Zeit kommt dieses*

Merke
Rauchen hilft nicht gegen situativen Stress, der im Leben immer mal vorkommt. Rauchen hilft nur dabei, den Entzugsstress so gering wie möglich zu halten.

wieder. Das Schmachtgefühl kommt zurück. Nach einiger Zeit ist der Nikotinpegel wieder so weit gesunken, dass die Arbeit unterbrochen werden muss, um den Körper mit Nikotin zu versorgen. Irgendwann hat auch der Raucher die Zusatzaufgabe fertig, er gibt sie ab. Und dann? Erst mal eine rauchen!

Was lernt man daraus? Rauchen hilft nicht bei der Konzentration, sondern stört sie vielmehr. Ein Raucher schafft es nicht, sein Gehirn auf Konzentration zu schalten und zu arbeiten. Bevor er anfängt, muss er erst das Schmachtgefühl beseitigen. Er muss zudem ständig die Arbeit unterbrechen, wenn das Schmachtgefühl so groß ist, dass er sich deswegen nicht mehr konzentrieren kann.

Die Arbeit dauert so oft länger als bei Nichtrauchern. Zu guter Letzt will er sich für getane Arbeit auch noch mit einer Zigarette belohnen. Doch auch das ist ein Trugschluss: Man raucht nicht zur Belohnung, man raucht wegen des spürbaren Nikotinentzugs.

Rauchen macht gesellig

Beispiel Nichtraucher: Der Nichtraucher geht auf eine Party. Was macht er? Er geht hin, bringt sich in Stimmung und ist gut gelaunt. Ist die Party zu Ende, wird er ruhiger, verabschiedet sich und geht schlafen.

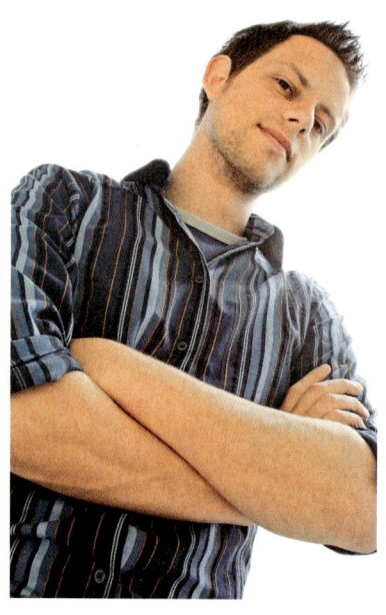

Merke
Raucher müssen das Schmachtgefühl „wegrauchen", um sich zu konzentrieren. Deshalb brauchen sie für viele Aufgaben länger als Nichtraucher.

Schmachtgefühl aber wieder. Erst ist es ganz schwach, kaum zu spüren. Doch je mehr Zeit vergeht, umso stärker wird das Verlangen. Der Raucher wird immer mehr abgelenkt, die Konzentration sinkt und er denkt immer häufiger an eine Zigarette. Bis er dann schließlich wieder ins Raucherzimmer geht. Denn wenn er keine raucht, wird er noch unkonzentrierter, da das Schmachtgefühl immer stärker wird. Also wird zwangsweise die Arbeit unterbrochen, um zu rauchen. Zurück am Schreibtisch nimmt er die Arbeit wieder zur Hand, überlegt sich, wie der Stand der Dinge war, um dann weiterzumachen. Leider sinkt aber der Nikotinpegel bald

Beispiel Raucher: Der Raucher fragt sich zuerst: „Ist das eine Raucherparty oder eine Nichtraucherparty? Muss ich auf den Balkon?" Damit die Stimmung steigt und um seine Nervosität vor den vielen unbekannten Leuten zu verbergen, raucht er erst einmal eine Zigarette, dann noch eine zweite. Natürlich gibt es auch Alkohol auf der Feier, was dazu führt, dass das Verlangen nach Nikotin steigt. Er raucht eine nach der anderen, ganz automatisch, ohne es wirklich zu merken. Und wie fühlt er sich am nächsten Morgen? Der Kopf brummt, er hat einen schalen Geschmack im Mund und die Kleider stinken nach kaltem Rauch. Und was tut er immer dann, wenn es ihm schlecht geht? Er zündet sich erst mal eine Zigarette an.

Rauchen stört die Geselligkeit, denn Raucher gehen am liebsten nur dorthin, wo sie rauchen dürfen, Nichtrauchertreffen werden gemieden. Schließlich muss man zwischendurch seine Nikotinspeicher auffüllen, und unter Rauchern fallen diese gelegentlichen Zigarettenpausen nicht weiter auf. Trifft man aber doch einmal mit einer reinen Nichtrauchergruppe zusammen, muss man das gesellige Geschehen ab und zu verlassen und allein auf den Balkon oder vor die Tür gehen. So fällt es Rauchern nach einer gewissen Zeit schwer, sich bei einer

Unterhaltung mit einem „Frischluftatmer" ausschließlich auf das Gespräch zu konzentrieren, weil die Schmacht langsam spürbar wird. Sich vor dem Nichtraucher einfach eine Zigarette anzuzünden, wäre aber unangenehm bzw. in einer Nichtraucherwohnung unmöglich. Also wird das Gespräch unterbrochen, um auf dem Balkon den Nikotinpegel zu erhöhen.

Zudem hat man als Raucher meist keine Hand mehr frei – in der einen hält man ein Getränk, in der anderen die Zigarette. Gestikulierendes Reden oder eine Begrüßung wird in dieser Situation

Alkohol betäubt. Deshalb ist es auch so einfach, unter Alkoholeinfluss Kette zu rauchen, selbst wenn man normalerweise nicht so viel raucht.

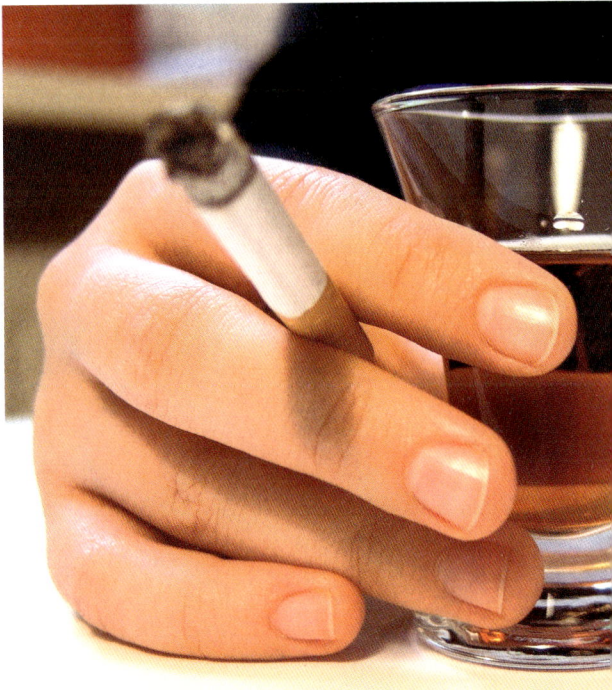

schwierig, man will schließlich auch nicht auf den Boden aschen oder dem Nachbarn ein Loch in die Jacke brennen.

Rauchen hilft gegen Langeweile
Beispiel Nichtraucher: Wie verhält sich ein Nichtraucher, wenn er einen Freund vom Bahnhof abholen soll und dort erfährt, dass der Zug eine halbe Stunde Verspätung hat? Vielleicht ärgert er sich kurz, aber dann schweifen die Gedanken ab, vielleicht zu einer demnächst anstehenden Besprechung oder zu möglichen Aktivitäten am gemeinsamen Wochenende. Er setzt sich auf eine Bank und denkt in Ruhe nach, liest eine Zeitung, geht vielleicht in das nächste Café um die Ecke, um in Ruhe etwas zu trinken. Er wird auf alle Fälle die Zeit so sinnvoll wie möglich nutzen.

Beispiel Raucher: Bevor der Raucher in sein Auto steigt, um zum Bahnhof zu fahren, kommt die Frage auf: „Wo sind meine Zigaretten und das Feuerzeug?" Hat er alles gefunden und eingesteckt, raucht er direkt eine Zigarette im Auto. Schließlich weiß er ja nicht, ob im Bahnhof Rauchen erlaubt ist. Am Bahnhof angekommen, erfährt er von der Verspätung und ärgert sich kurz. Dann beginnt die Suche: „Wo darf man hier denn eigentlich rauchen?" Endlich in der Raucherzone angekommen, raucht er. Dann sieht er mit Schrecken, dass er nur noch eine Zigarette hat. Also führt der nächste Gang weiter zum Tabakladen. Vielleicht bekommt er Lust auf einen Kaffee, aber wie schade, im Bahnhof gibt es nur Nichtrauchercafés. Also holt er sich schnell einen Kaffee im Becher und geht wieder

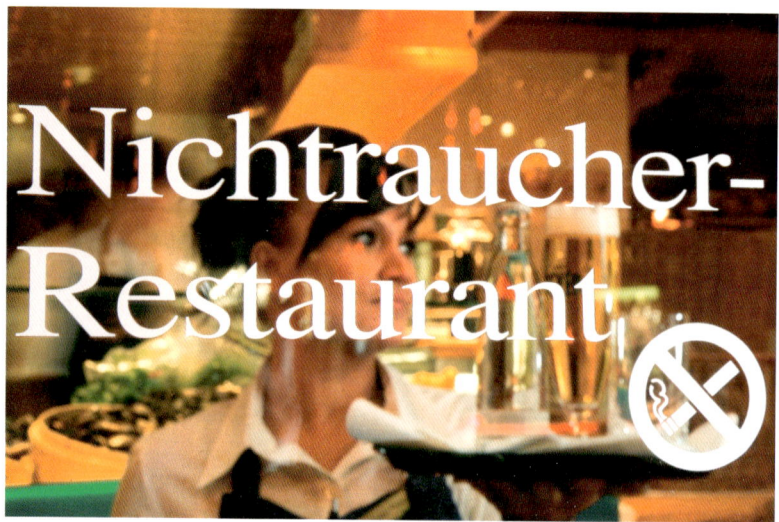

auf die Suche nach der nächstgelegenen Raucherzone. Wieder am Gleis angekommen, sieht er, dass er noch ein paar Minuten Zeit hat, also geht er zurück zum „Raucherplatz", um schnell noch eine zu rauchen – wer weiß, wann er in der nächsten Zeit noch mal dazu kommt.

Rauchen hilft also nicht gegen Langeweile und trägt auf keinen Fall zur Entspannung bei. Nichtstun, warten oder Tagträumen hinterherhängen empfinden Raucher als unangenehm, da sie in solchen Situationen die Schmacht eher spüren und dieses Gefühl „wegrauchen" müssen.

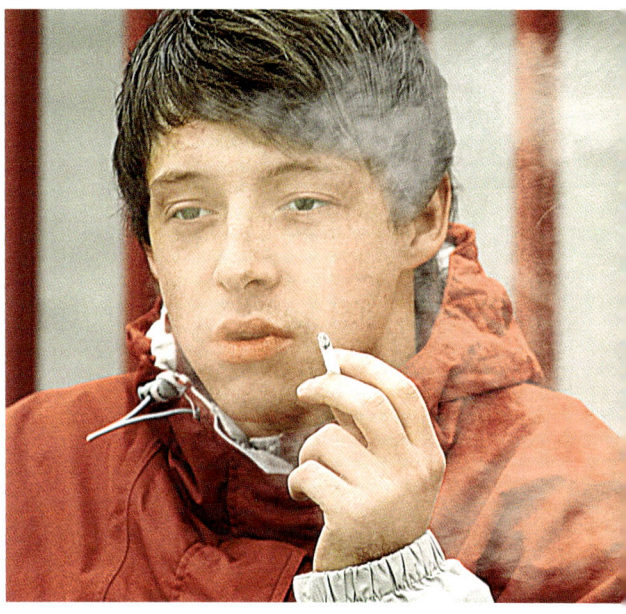

Konditionierungen

Kennen Sie den russischen Verhaltensforscher Pawlow, der von 1849 bis 1936 lebte? Er hat Verhaltensweisen von Tieren und Menschen erforscht und folgenden Versuch mit Hunden gemacht: Jedes Mal, bevor er ihnen etwas zu fressen gab, läutete er mit einer Glocke. Die Hunde gewöhnten sich daran. Und fingen, aus Vorfreude auf das Futter, bald an zu sabbern, nur wenn sie die Glocke hörten. Pawlow läutete nach einiger Zeit nur noch die Glocke, gab den Hunden aber nichts mehr zu fressen. Die Hunde sabberten trotzdem, obwohl sie kein Futter bekamen.

Pawlow hat somit zwei Dinge verknüpft, die nichts miteinander zu tun haben: Glocke läuten und fressen. Aber in den Köpfen der Tiere war dies nun eine verbundene Einheit und löste bestimmte körperliche Reaktionen aus.

Nehmen Sie sich noch einmal Ihr Blatt Papier zur Hand, auf dem Sie alle Situationen vermerkt haben, in denen Sie gern rauchen. Fällt

Konditioniert

Auch Raucher haben diverse Reiz-Reaktions-Verknüpfungen, ohne es wirklich zu wissen. Kaffee – Rauchen; Essen – Rauchen; Geselligkeit – Rauchen; Pause – Rauchen etc.

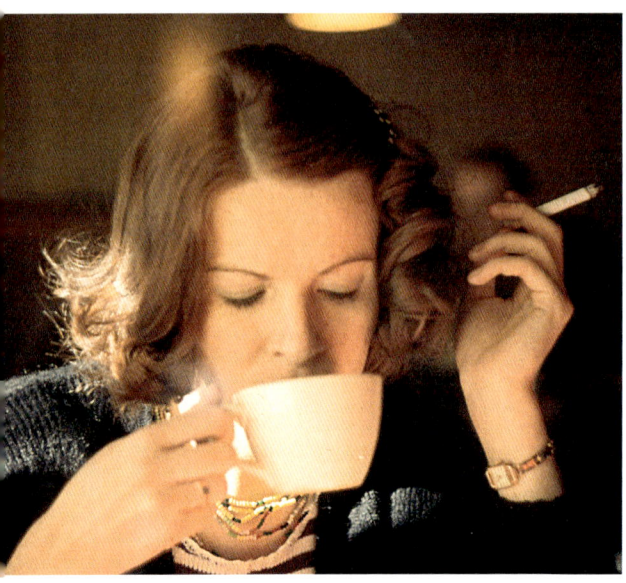

tionen immer und immer wieder zur Zigarette zu greifen.

Betrachten Sie die Situationen noch einmal genauer. Bestimmt fällt Ihnen auf, dass die aufgeschriebenen Momente einfach nur Situationen eines normalen Lebens sind. Auch Nichtraucher trinken Kaffee, gehen gern aus und trinken dabei ein Gläschen Bier, machen Pausen während der Arbeit, fahren Auto, ärgern sich, erleben Stress und verdienen ab und zu eine Belohnung. Zum Glück kann ein Mensch, sobald er solche antrainierten Verhaltensweisen durchschaut hat, diese auch ändern. Tiere können das nicht von allein, da ihnen das Bewusstsein dafür fehlt.

Aber wie entstehen diese Reiz-Reaktions-Verknüpfungen? Wer hat sie uns „antrainiert"? Ein wichtiger Faktor sind natürlich die Vorbilder im eigenen Umfeld (siehe Seite 24 ff.): die Eltern, die bei Stress rauchen, um sich zu beruhigen, die coolen rauchenden Freunde, die Schauspieler, die mit ihren Zigaretten so elegant wirken – und natürlich die Werbung.

Die Wirkung der Werbung

Werbung zielt generell in zwei Richtungen: Zum einen liefert sie sachliche Argumente, warum man etwas kaufen sollte. Beim Kauf eines neuen Autos tauchen z. B. folgende Fragen auf: Welche

Merke
Beim Rauchen spielen viele Reiz-Reaktions-Verknüpfungen eine Rolle. Immer, wenn eine bestimmte Situation eintritt, denken Raucher automatisch an das Rauchen.

Ihnen etwas auf? Ja, auch Sie haben sozusagen Reiz-Reaktions-Verknüpfungen in Ihrem Gehirn verankert.
Immer, wenn eine bestimmte Situation eintritt, denken Sie automatisch an das Rauchen. Wie beispielsweise zum Kaffee, in geselliger Runde, zum Gläschen Bier oder Wein, nach dem Essen, in den Pausen, im Urlaub, im Auto, die erste Zigarette morgens, die beim Stress, die zur Konzentration, die als Belohnung etc.
Und wenn Sie zu den Rauchern gehören, die durchschnittlich eine Schachtel pro Tag rauchen, dann greifen Sie ungefähr 7.300 Mal im Jahr zur Zigarette. Und das über Jahre hinweg. Da ist es ganz klar, dass man es sich regelrecht antrainiert hat, in bestimmten Situa-

Ausstattung, welche Motorisierung, welche Finanzierung? Hierbei geht es um rationale Dinge. Zum anderen spricht die Werbung aber auch Gefühle an, also unsere emotionale Seite. Welche Marke soll es sein, welche Farbe, welches Auto passt zu mir oder zu dem Bild, das ich von mir vermitteln möchte?

Werbekampagnen dienen also immer sowohl als Informationsträger als auch als Vermittler von bestimmten Gefühlen, die mit dem beworbenen Produkt verbunden werden sollen.

Die Werbung verstärkt somit eindeutig die Reiz-Reaktions-Verknüpfungen. Werbung will Menschen in eine bestimmte emotionale Lage versetzen, in der sie gewillt sind, ein Produkt als besonders wertvoll zu empfinden und es zu kaufen. Es soll das Gefühl vermittelt werden: „Wenn du dieses Produkt nicht besitzt, fehlt dir etwas ganz Wichtiges!"

Die Zigarettenwerbung muss mit der leidigen Aufgabe klarkommen, ein komplett sinnloses, gesundheitsschädliches Produkt anzupreisen und zu verkaufen. Oder kennen Sie ein nachvollziehbares, vernünftiges Argu- ment, weshalb ein „Frischluftatmer" oder ein Exraucher jemals wieder eine Zigarette rauchen sollte?

Doch die Marketingstrategen der Werbeagenturen sind bei diesen Fragen seit Jahren sehr geschickt. Sie verfolgen mit der Werbung zweierlei Ziele: die noch nicht rauchenden Menschen zu Rauchern zu machen und die bereits rauchenden Raucher zu einem Markenwechsel zu bewegen.

Die Zigarettenwerbung will zum einen ihr Produkt verkaufen – Raucher sollen es haben wollen, zu jedem Preis. Zum anderen

Merke
Die Werbung für Zigaretten verstärkt eindeutig die Reiz-Reaktions-Verknüpfungen.

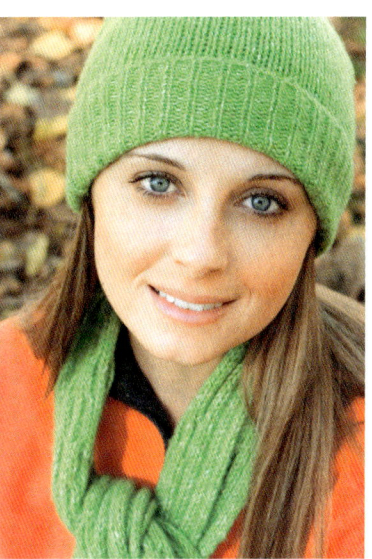

zeigt sie eine angenehme Welt des Rauchens und gibt dem Raucher alle möglichen Argumente an die Hand, warum Rauchen so viel Spaß macht.

Ganz gleich, welche Zigarettenwerbung man betrachtet, ob auf einem Plakat oder im Kino – immer werden attraktive, glückliche, zufriedene Menschen gezeigt, in deren Leben die Zigarette ein fester Bestandteil ist.

Warum rauchen wir?

„Rauchen macht Spaß, ist schick, entspannt, gehört zum Kaffee, Raucher sind sexy, stark, nett, tolerant und aufgeschlossen." Die Werbung spiegelt bekannte Situationen wider – von denen Sie sicher einige auf Ihrem Blatt „Meine Zigaretten-Situationen" wiederfinden –, stellt die Verknüpfung zu den einzelnen Konstellationen her und verstärkt diese Verbindung sogar noch. Die meisten Raucher haben diese Glaubenssätze akzeptiert und plappern sie einfach nach, wenn sie nach einer Begründung für das Rauchen gefragt werden. Die wenigsten machen sich bewusst, woher eigentlich die Argumente stammen und hinterfragen sie nicht.

In dem Moment, in dem Sie körperlich von dem Nervengift Nikotin abhängig geworden sind, sind Sie zum Raucher geworden. Seitdem Sie rauchen, haben Sie Ihren Alltag weiterhin so erlebt wie zuvor als Nichtraucher. Allerdings haben Sie als Raucher nach einiger Zeit viele Alltagssituationen mit dem Rauchen verknüpft, die zuvor keinerlei Bezug zu Zigaretten hatten – Kaffee, Stau, Stress, Langeweile, Konflikte.

Zu Beginn wird also der Körper süchtig. Danach erst entstehen die individuell unterschiedlichen Reiz-Reaktions-Verknüpfungen, an die man sich im Lauf der Zeit gewöhnt – bis Sie irgendwann in bestimmten Situationen automatisch eine Zigarette anzünden, da diese Tätigkeit oder diese Gefühlslage scheinbar „schon immer" mit dem Rauchen einer Zigarette einherging.

Raucherlogik

Es gibt bestimmte Argumente, die von Rauchern immer wieder gern angeführt werden, um das Rauchen zu begründen. Bei genauer Betrachtung sind diese Erklärungen aber nicht haltbar.

Raucher haben mehr Pausen. Ist es wirklich eine Pause, sich jede 45 Minuten ein Röllchen Kraut, versetzt mit Hunderten von Chemikalien, in den Mund zu stecken, anzuzünden und den Rauch zu inhalieren? Oder ist es eher eine Zwangshandlung, der Sucht geschuldet? Wenn Sie eine Pause machen wollen, tun Sie dies, aber bitte, wann Sie es wollen, und nicht dann, wenn es Ihnen ein Suchtstoff diktiert!

Merke
Erst wird der Körper süchtig, dann die Psyche. Es entstehen die individuell unterschiedlichen Reiz-Reaktions-Verknüpfungen.

60

Wie sieht die Wirklichkeit aus?

- Was hat Rauchen mit Konzentration zu tun?
  Man ist als Raucher ständig abgelenkt und kann sich ohne Zigaretten nicht wirklich konzentrieren.

- Was hat Rauchen mit Beschäftigung zu tun?
  Man beschäftigt sich nur deshalb mit Zigaretten, weil man das Nervengift Nikotin benötigt.

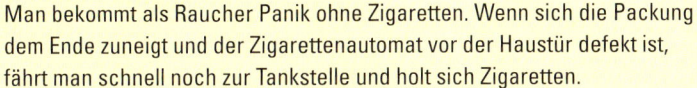

- Was hat Rauchen mit Entspannung zu tun?
  Man bekommt als Raucher Panik ohne Zigaretten. Wenn sich die Packung dem Ende zuneigt und der Zigarettenautomat vor der Haustür defekt ist, fährt man schnell noch zur Tankstelle und holt sich Zigaretten.

- Was hat Rauchen mit Persönlichkeit zu tun?
  Die Unabhängigkeit von Suchtmitteln macht eine echte Persönlichkeit aus.

- Was hat Rauchen mit Erotik zu tun?
  Leider nicht viel, denn Raucher haben Mundgeruch, gelbe Finger und Zähne, die Haut altert schneller, die Kleidung riecht nach kaltem Rauch und auch in der Wohnung herrscht ständig ein unangenehmer Geruch.

- Was hat Rauchen mit Pausen zu tun?
  Die Zigarettenpause wird nur eingelegt, weil der Pegel des Nikotins sinkt – es hat also nichts mit Entspannung oder Ruhe zu tun, da der Körper den Raucher zwingt, seiner Sucht nachzugeben.

- Was hat Rauchen mit Selbstbestimmung zu tun?
  Raucher sind nicht selbstbestimmt, denn Rauchen ist eine Zwangshandlung. Raucher müssen rauchen, um das Schmachtgefühl loszuwerden und ihre Nikotinspeicher wieder aufzufüllen.

- Was hat Rauchen mit Geschmack zu tun?
  Die Aussage, dass Zigaretten schmecken würden, ist eine Illusion – wie Sie am eigenen Leib bei dem Geschmackstest (siehe Seite 49 f.) erfahren haben.

Raucherlogik wird bei genauerer Betrachtung unlogisch.

Raucher kommen mit anderen schneller in Kontakt. Gemeinsamkeiten verbinden. Sei es am Spielplatz, wenn sich Eltern gleichaltriger Kinder immer wieder treffen, sei es in Selbsthilfegruppen, sei es in einem Tanzverein – und manchmal wird dabei auch geraucht. Gleich und gleich gesellt sich gern. Das hat aber nichts mit dem Rauchen zu tun!

Irgendjemand muss doch hier im Lande Steuern zahlen. Sie zahlen gern Steuern? Schön, machen Sie es doch einfach weiterhin auch. Kaufen Sie bis an Ihr Lebensende Zigaretten, aber rauchen Sie diese bitte nicht! Der Staat, Ihr Körper und Ihre Umwelt danken es Ihnen!

Ich werde schon nicht krank. Wieso sind Sie sich da so sicher? Laut einer weltweiten Statistik erkrankt jeder zweite Raucher an den Folgen des Rauchens und jeder vierte stirbt vorzeitig an den Folgen des Rauchens.

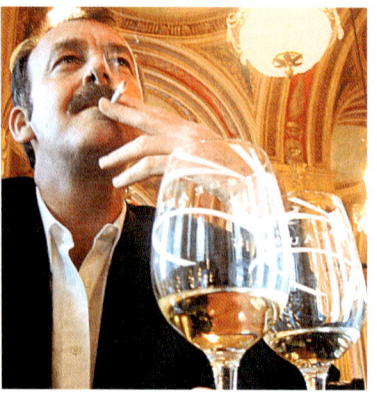

Mein Opa war Kettenraucher und ist 85 Jahre alt geworden. Vielleicht wäre er 95 Jahre alt geworden, hätte er nie geraucht! Vielleicht hätte er den schrecklichen Herzinfarkt nicht gehabt oder den Schlaganfall, der ihn aus dem Leben gerissen hat. Und bitte bedenken Sie: Sie leben Ihr eigenes Leben!

Auch Nichtraucher bekommen Krebs. Das stimmt, auch Nichtraucher bekommen Krebs – nur liegt die Wahrscheinlichkeit bei vielen Krebserkrankungen deutlich niedriger als bei Rauchern. Von zehn Lungenkrebstoten haben neun vorher geraucht.

An irgendetwas muss man schließlich sterben. Das Leben ist viel zu schön, als dass man es sich mit Rauch und Gestank verderben sollte. Schließlich beeinflusst das Rauchen die Qualität des gesamten Lebens – nicht zuletzt auch Ihrer Umwelt.

Dem Nikotin wird eine heilende Wirkung zugesprochen. Im 17. Jahrhundert war dem so. Heute weiß man aber, dass Nikotin ein Nervengift ist und süchtig macht.

Light-Zigaretten sind gesund: Das ist nicht richtig. Denn wer sogenannte „Light"-Zigaretten raucht, inhaliert meist stärker, zieht öfter an der Zigarette oder raucht insgesamt mehr Zigaretten als Nicht-„Light"-Raucher, um an die persönliche Nikotindosis zu kommen. Und das macht die „Light"-Zigaretten besonders gefährlich. Keine Zigarette ist gesund. Frische Luft zu atmen ist gesund – und alles andere ist unnötig.

Ich rauche, damit ich etwas in der Hand habe. Gut, dann nehmen Sie die Zigarette in die Hand, aber zünden Sie sie nicht an!

Ich rauche einfach gern. Das ist eine häufig vorgebrachte Erklärung von Rauchern, wenn sie nicht mehr wissen, wie sie argumentieren sollen. „Lass mich doch endlich in Ruhe. Ich rauche halt gern!" Das ist wohl neben „Rauchen macht schlank!" einer der genialsten Werbesprüche. Was halten Sie in Zukunft von „Ich rauche einfach gern nicht mehr!"?

Die Tabakindustrie

Diskussionen über das Rauchen drehen sich meist um die ruinierte Gesundheit von Rauchern oder um das Geld, das Raucher zum Fenster hinauswerfen. Doch das Thema Rauchen umfasst noch weitere wichtige Aspekte. Wer verdient beispielsweise das viele Geld mit den Zigaretten? Einen Teil erhält der Staat in Form von Steuern. Den Rest, und das ist der Löwenanteil, bekommt die Tabakindustrie, die die Zigaretten herstellt und vertreibt.

Das perfekte Produkt

Aus Sicht eines Unternehmers sind Zigaretten ein perfektes Produkt. Fragen Sie einen Marketingexperten nach der Kundenbindung von Zigaretten, also der Bereitschaft des Kunden, das Produkt regelmäßig und häufig zu kaufen, wird er antworten: „Fast

100 Prozent." Sie wissen natürlich warum: Die Käufer, also die Raucher, sind abhängig von Nikotin, sie können sich nur noch mit dem Suchtstoff wohlfühlen. Sobald der Nikotinpegel sinkt, verlangt ihr Körper nach dem Gift – ein sich regelmäßig wiederholender Ablauf. Und da nur Tabakprodukte diesen Stoff bieten, werden die Raucher auch weiterhin treue Kunden der Tabakindustrie bleiben.

Eine sinnlose und teure Sucht
Über die Jahre und Jahrzehnte verbrennen Raucher oft Hunderttausende von Euro – und das, obwohl das Rauchen keinen wirklichen Sinn hat. Denn Nichtraucher brauchen es nicht; nur Süchtige benötigen ihren Suchtstoff, wenn der Pegel ihrer Droge sinkt. Die Folge ist, dass Raucher den Stoff zu sich nehmen, um den Nikotin-

Die Schwankungen des Nikotinpegels sind ein Mechanismus, der den Rauchern das Geld aus der Tasche zieht.

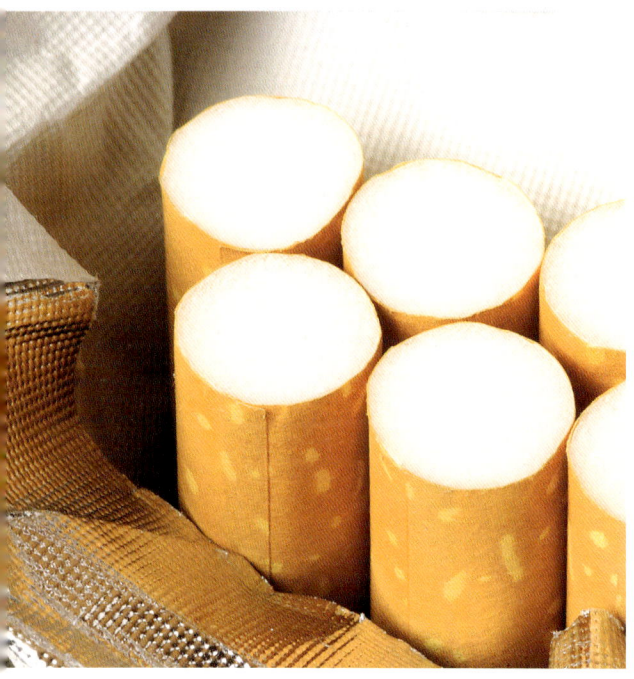

Der Beweis: Nikotin macht süchtig

Vielleicht stellen Sie sich auch manchmal die folgende Frage: „Weiß man überhaupt so genau, ob Tabak wirklich abhängig macht?" Und sie denken: „Eigentlich könnte ich ja jederzeit wieder aufhören." Doch ein Dokument des US-Tabakherstellers Brown & Williamson aus dem Jahre 1963 stellt die Sachlage klar: „Nikotin macht süchtig. Wir sind also im Geschäft, Nikotin zu verkaufen, eine abhängig machende Droge."

Dennoch wurde erst im Jahr 2003 eine globale Gesundheitskonvention im Rahmen der Weltgesundheitskonferenz verabschiedet, die zum ersten Mal zu dem Thema Stellung bezog:
- Der Konsum von Tabak und auch Passivrauchen führen zu Krankheit, Invalidität und Tod.
- Viele Produkte der Tabakindustrie werden technisch so gestaltet, dass sie Abhängigkeit erzeugen und diese aufrechterhalten.
- Viele in tabakhaltigen Erzeugnissen enthaltene Verbindungen sind giftig, können die Gene verändern und sind krebserregend.

Bereits Anfang der 1950er-Jahre wurden die ersten wissenschaftlichen Studien zu den Gesund-

spiegel zu heben, nach einer bestimmten Zeit ist dieser jedoch wieder so weit gesunken, dass für Nachschub gesorgt werden muss. Das Rauchen selbst erhält also die Sucht aufrecht.

Wer profitiert von der Sucht?
Wer mit Suchtmitteln handelt, wird reich. Das ist nicht nur bei Kokain und Heroin so. Auch legale Drogen – wie beispielsweise Alkohol oder Zigaretten – bilden einen riesigen Markt. Die Tabakindustrie, ihre Händler und Werbeagenturen streichen Milliarden mit einem Produkt ein, das zugleich süchtig und krank macht und im schlimmsten Fall tötet.

Die Suchtwirkung von Nikotin ist heute allgemein anerkannt.

heitsgefahren und zum Abhängigkeitspotenzial von Zigaretten vorgelegt. Auch konnte man unzählige krebserregende Stoffe im Tabakrauch nachweisen. Anfang der 1990er-Jahre schließlich wurden in den USA gerichtliche Prozesse gegen verschiedene Tabakkonzerne durchgeführt. In der Folge wurden die Firmen u. a. dazu verpflichtet, interne Dokumente zu veröffentlichen. Aus diesen wurde deutlich, dass die wissenschaftlichen Ergebnisse zum Zusammenhang von Zigaretten und tödlichen Erkrankungen mit den internen Forschungen der Industrie übereinstimmten.

Da es inzwischen zahlreiche Studien zu dem Suchtstoff Nikotin und dem Risikofaktor Rauchen gibt, wuchs in den letzten Jahren der politische und gesellschaftliche Druck auf die Konzerne. Deshalb verfolgen einige Tabakkonzerne eine neue Strategie in Bezug auf ihre Außendarstellung. So werden auf den Internetseiten vieler Firmen die wissenschaftlichen Erkenntnisse zum Thema Rauchen, wie Nikotin oder Sucht, sowie gesundheitliche Auswirkungen des Rauchens oder Passivrauchens ausdrücklich erwähnt und vorgestellt sowie dem Leser Tipps zum Aufhören gegeben. Allerdings wird durch bestimmte Formulierungen der Eindruck erweckt, dass der Weg zum Nichtrauchen sehr schwierig ist

und zahlreiche Menschen bereits daran gescheitert sind.

Chemische Veränderungen an Zigaretten

Wer ist für die Angaben auf den Zigarettenschachteln verantwortlich, und wieso stehen nur drei Inhaltsstoffe auf den Packungen? Was ist in Zigaretten sonst noch alles enthalten, und was passiert, wenn man die Verbrennungsprodukte inhaliert? Wer misst diese Werte und womit? In welchen Institutionen werden diese Messungen getätigt, und wer gibt sie in Auftrag? Sind die Angaben von mehreren unabhängigen Stellen überprüfbar? Wer stellt die Messgeräte zu Verfügung und wählt diese aus, wer ist für eine faire Normierung zuständig?

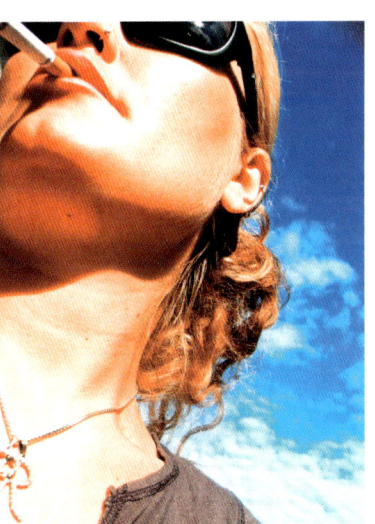

Die Öffentlichkeit und die politischen Entscheidungsträger wurden lange Zeit offiziell belogen und klare wissenschaftliche Studien, die die gesundheitsgefährdenden Seiten des Rauchens belegten, infrage gestellt.

Die Untersuchungen zu Teer-, Nikotin- und Schadstoffgehalt werden zum Großteil mit von der Tabakindustrie entwickelten Messverfahren durchgeführt. Entsprechend zweifelhaft sind die Ergebnisse.

Erschreckenderweise geht aus internen Dokumenten der Tabakindustrie hervor, dass die Tabakkonzerne für einen Großteil der obigen Fragen selbst die Antworten liefern.

Das Messverfahren

Innerhalb der Europäischen Union werden die Werte der Zigaretten mit Messverfahren gemäß der Internationalen Normierungsorganisation (International Standards Organisation, ISO) gemessen. Dieses Messverfahren wurde von der Tabakindustrie entwickelt. Hierbei zieht eine Maschine einmal in der Minute eine bestimmte Menge Rauch von einer Zigarette ein, bis diese auf eine festgelegte Stummellänge heruntergebrannt ist. Inzwischen ist allgemein anerkannt,

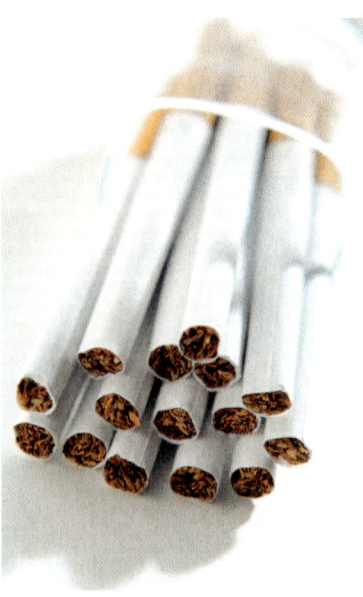

dass die Ergebnisse dieser Messungen nicht das tatsächliche Rauchverhalten eines wirklichen Rauchers widerspiegeln, sondern nur ein im Vorfeld mit verschiedenen Messgrößen festgelegter Durchschnittswert ermittelt wird. Das menschliche Rauchverhalten unterscheidet sich von dem der Rauchmaschine z. B. in Bezug auf Volumen und Häufigkeit der Züge. Außerdem können die verwendeten Maschinen das in der Gasphase verfügbare freie Nikotin (siehe Seite 68), nicht messen. Dieses Nikotin ist allerdings entscheidend für das Ausmaß der Abhängigkeit. Die Messergebnisse der Maschinen erwecken den Anschein, dass geringe Teerwerte zwangsläufig auch zu geringeren Nikotinwerten führen, was so nicht stimmt.

Auch der Aufbau einer Zigarette wird bei der Messung nicht beachtet. So spielen z. B. die Ventilationslöcher am und im Filtersystem eine wichtige Rolle dabei, wie groß die Menge der Schadstoffe ist, die der Raucher einatmet.

Beim Rauchen verschließt man mit seinen Lippen möglicherweise vorhandene Ventilationsöffnungen im Filter. Auch mit dem Zeige- und Mittelfinger werden häufig die Löcher vorn am Filtersystem verdeckt. So nimmt man eine größere Menge an Schadstoffen auf, als die im Laborversuch verwendete Maschine.

Die geschilderten Sachverhalte führen natürlich dazu, dass die auf den Zigarettenpackungen angegebenen Nikotin- oder Teerkonzentrationen erheblich von den Werten abweichen, denen der Raucher ausgesetzt ist.

Die Industrie wusste über die Wirkungsweise des Abhängigkeit erzeugenden Nikotins Bescheid. Durch Steuerung des Nikotinspiegels mittels Zusatzstoffen, Anbaumethoden und anderer in den folgenden Abschnitten näher erläuterte Techniken suchte man nach Möglichkeiten, eine „optimale"

Nikotindosis für die Raucher verfügbar zu machen – eine Menge, die auf der einen Seite den Raucher befriedigt und auf der anderen Seite der Nachfrage nach Produkten mit geringem Teer- und Nikotingehalt entspricht. Denn viele Raucher versuchen, durch das Rauchen von Zigaretten mit niedrigen Teer- und Nikotinwerten bzw. von sogenannten „Light-Produkten" (mittlerweile nicht mehr zulässige Bezeichnung, siehe Seite 71) ihr Gewissen zu beruhigen, indem sie diese Zigaretten als vermeintlich „gesünder" einstufen.

Doch eine ständige Nikotinreduktion in den Zigaretten würde langfristig einer Vernichtung der Tabakindustrie gleichkommen. Ziel der Produzenten musste es also sein, den Gesamtnikotingehalt der Zigarette zu verringern, jedoch das Abhängigkeitspotenzial beizubehalten – oder sogar noch zu steigern!

Menschen rauchen anders als die in den Testverfahren verwendeten Maschinen!

Die Wahrheiten der Tabakindustrie, Teil 1

Dass die Tabakindustrie eifrig forscht, um Abhängigkeit zu erzielen und zu verstärken, beweisen beispielsweise die beiden folgenden Auszüge aus Dokumenten der Tabakindustrie:

„Die Zigarette sollte nicht als Produkt betrachtet werden, sondern nur als Verpackung. Das Produkt ist Nikotin. Der Rauch einer Zigarette ist die finale Verpackung." (Philip Morris, 1972)

„Ich glaube, wir können sogar jetzt schon sagen, dass wir den Nikotinspiegel (...) auf fast jede vom Management möglicherweise gewünschte Höhe ziemlich genau einstellen können." (Brown & Williamson, 1963b)

Eine unterhaltsame Behandlung des Themas bietet der Roman „Thank you for smoking" von Christopher Buckley (verfilmt von Jason Reitman).

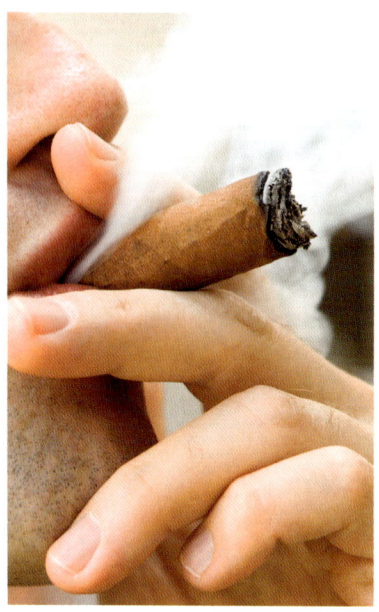

Nikotin kann im Zigarettenrauch sowohl in gebundener Salzform als auch als freie Base vorkommen. Bei Letzterem spricht man auch von freiem Nikotin, das sich bei einem pH-Wert von über sechs aus dem gebundenen salzförmigen Nikotin löst. Wird der pH-Wert entsprechend manipuliert, steigt der Anteil an verfügbarem Nikotin an, da der basische Anteil des Tabakrauchs mehr freies Nikotin enthält. Dieses wird schneller aufgenommen und gelangt deshalb auch schneller ins Gehirn, was wiederum zu einer gesteigerten Intensität und Dauer seiner Wirkung führt.

Das bedeutet, dass vom Raucher trotz verringerter Nikotinmenge in der Zigarette, z. B. in sogenannten „Light"-Zigaretten, ein gleichbleibender oder sogar größerer Anteil Nikotin aufgenommen wird. Durch diese gezielte Steuerung der Säure-Basen-Chemie in der Zigarette kann die Regelmes-

Eine Möglichkeit der Manipulation von Zigaretten bei der Herstellung ist die Veränderung der Säure-Basen-Chemie.

Die Säure-Basen-Chemie als Grundlage des Suchtpotenzials
Eine Vielzahl an Produktveränderungen bei Tabakwaren während der letzten 50 Jahre führte dazu, dass eine moderne Zigarette heutzutage nicht mehr als eine extrem effiziente Form der Nikotinverabreichung ist. Eine Möglichkeit der Manipulation bei der Herstellung von Zigaretten ist die Säure-Basen-Chemie als Grundlage des Abhängigkeitspotenzials.
Der pH-Wert (Säure-Basen-Haushalt) der Zigarette bestimmt, in welcher chemischen Form das Nikotin im Tabakrauch vorliegt. Die jeweilige stoffliche Verfügbarkeit des Nikotins hat wiederum einen Einfluss auf die Stärke der Nikotinwirkung im Körper.

pH-Wert

Der pH-Wert ist das Maß für die saure, neutrale oder basische Reaktion einer wässrigen Lösung. Die pH-Wert-Skala liegt zwischen 0 und 14, ein pH-Wert von 7 zeigt eine neutrale Lösung an. Oberhalb dieses Werts ist die Lösung basisch, unterhalb ist sie sauer.

sung zur Ermittlung des Gesamtnikotingehalts von Tabakwaren umgangen werden. Denn die von der Tabakindustrie entwickelte Messmethode ermittelt Werte, die nicht die Nikotindosen anzeigen, welche die Raucher tatsächlich aufnehmen. Der pH-Wert des Tabakrauchs moderner Zigarettenmarken liegt vielmehr im Bereich von 6,0 bis 7,8, was zu einem Anteil des freien Nikotins von bis zu 40 Prozent am Gesamtnikotingehalt führt.

Eine unverhältnismäßig große Steigerung des pH-Werts wurde von der Tabakindustrie dennoch nicht verfolgt, da der Tabakrauch sonst nicht mehr inhaliert werden kann. Die Frage nach der optimalen Höhe des pH-Werts wird von der Industrie nicht allgemein beantwortet, da für jede Zielgruppe, ob langjähriger Raucher oder Ein-

Light-Zigaretten sind genauso gefährlich und gesundheitsschädlich wie normale Zigaretten. Die Raucher von „Light"-Zigaretten atmen die giftigen Chemikalien häufig sogar noch tiefer und in größerer Menge ein.

Die Wahrheiten der Tabakindustrie, Teil 2

Folgende Auszüge stammen aus Dokumenten der Tabakindustrie:

„Mit steigendem pH-Wert ändert das Nikotin seine chemische Form, sodass es vom Körper schneller aufgenommen wird und dem Raucher schneller einen „Kick" gibt." (R. J. Reynolds, 1976)

„Wir verfolgen dieses Projekt mit dem möglichen Ziel, den Gesamtgehalt des Nikotins im Rauch zu senken, während wir die physiologischen Wirkungen des Nikotins erhöhen, sodass kein physiologischer Effekt bei der Senkung des Nikotingehalts verloren geht." (Philip Morris, 1971)

„Bei ‚normalem' Rauch liegt der pH-Wert bei ca. 6,0 oder darunter. Dabei ist (im Wesentlichen) das gesamte Nikotin chemisch an Säuren gebunden, infolgedessen ist es nicht flüchtig und wird relativ langsam vom Raucher absorbiert. Bei einem gesteigerten pH-Wert von über 6,0 wird eine zunehmende Menge des Nikotins im Rauch als freies Nikotin verfügbar, welches flüchtig ist und schnell vom Raucher aufgenommen wird." (R. J. Reynolds, 1973c)

„Methoden, die eingesetzt werden können, um den pH-Wert des Rauchs und/ oder den ‚Nikotinkick' zu erhöhen, umfassen: (1) Erhöhung des Gehalts an (starkem) Burley in der Mischung, (2) Reduktion des Zuckerüberzugs, der auf dem Burley und/oder der Mischung verwendet wird, (3) Verwendung von alkalischen Zusatzstoffen, gewöhnlich Ammoniakbestandteilen, in der Mischung, (4) Zusatz von Nikotin in der Mischung, (5) Entfernung von Säuren aus der Mischung, (6) spezielle Filtersysteme, die Säuren von der Mischung entfernen oder dem Rauch alkalische Stoffe zusetzen, und (7) Gebrauch von hoch Luft verdünnenden Filtersystemen. Die Methoden 1–3, in Kombination, stellen den Ansatz von Philip Morris dar und werden intensiv erforscht." (R. J. Reynolds, 1973c)

Burley ist eine bestimmte, häufig verwendete Tabaksorte.

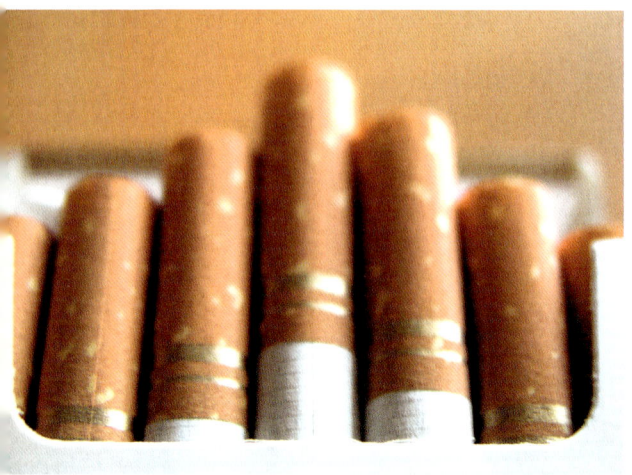

tin ungenutzt verbrennt. Zum anderen werden Filtersysteme verwendet, die durch Belüftungslöcher im Filter manipuliert werden oder mit basischen Zusätzen getränkt sind, um den pH-Wert zu steigern (siehe Seite 68 f.).

„Light" bedeutet nicht gesund!
Raucher atmen ständig giftige Rußpartikel ein – auch wenn sie „Light"-Zigaretten rauchen. Teilweise sind diese kleinen Teilchen, die man auch als Teer oder Kondensat bezeichnet, bis zu einem Millimeter groß.
Um die offensichtliche Gesundheitsgefahr zu verschleiern, produziert die Zigarettenindustrie angeblich „milde" oder „leichte" Zigaretten. So wird dem Konsument vorgetäuscht, man könne auch „gesund" rauchen.

Dabei sind auch diese Zigaretten, die teilweise tatsächlich einen niedrigeren Teer- und Nikotingehalt haben, sehr gefährlich: Durch feine Löcher am Filter wird der eingeatmete Rauch mit Luft verdünnt, was zu einer niedrigeren Schadstoffkonzentration führen soll. Allerdings werden die feinen Löcher im Filter beim Rauchen häufig von Fingern oder Lippen verdeckt, weshalb die Luftzufuhr verhindert wird. Außerdem tendieren Raucher von Light-Zigaretten dazu, mehr zu rauchen und jeden einzelnen Zug tiefer zu inhalieren – schließlich wollen sie

Geben Sie sich nicht der Illusion hin, dass „Light"-Zigaretten eine gesündere Alternative zu normalen Zigaretten sind. Steigen Sie nicht auf „milde" Zigaretten um, weil Sie gesünder leben wollen oder weil Sie denken, diese spezielle Marke könnte das endgültige Aufhören erleichtern.

steiger, eine andere Vorstellung von diesem perfekten Wert besteht. Für die Tabakindustrie ergibt sich dieser deshalb aus einer maximalen Nikotinzufuhr bei minimaler Reizung für den Raucher.

Die Funktion von Tabakhülle und Filtersystem
Auch durch Manipulationen am Filter und am Hüllpapier lässt sich das Abhängigkeitspotenzial der Zigarette erhöhen. Es gibt hierbei zwei Möglichkeiten: Zum einen kann man durch die Zugabe von bestimmten Chemikalien zum Hüllpapier, wie z. B. Kaliumacetat, Natriumcitrat oder Natriumcarbonat, die Abbrenngeschwindigkeit einer Zigarette zwischen den Zügen verlangsamen. Dies hat eine erhöhte Aufnahme von Rauch und somit auch von Nikotin zur Folge, da während der Zugpausen natürlich auch weniger Niko-

Light erschwert das Aufhören

Es gibt Studien, die besagen, dass sich Raucher von „Light"-Zigaretten schwerer damit tun, von der Sucht loszukommen, da sie sich in der falschen Sicherheit wiegen, weniger Schadstoffe aufzunehmen, und deshalb das Gesundheitsrisiko nicht mehr so groß scheint.

ihren individuell nötigen Nikotinpegel erreichen, der natürlich unabhängig von der niedrigeren Nikotinmenge im Tabak weiterhin gleich bleibt.

Deshalb ist auch das Rauchen von „milden" Zigaretten mit einem erhöhten Risiko für Krebserkrankungen, insbesondere einer besonders bösartigen Form des Lungenkrebses, verbunden.

Aus diesen Gründen sind die Bezeichnungen „Mild-" und „Light-Zigaretten" mittlerweile verboten. Die Tabakindustrie bietet aber natürlich weiterhin Produkte mit geringerem Nikotin- und Teergehalt an, die angeblich weniger schädlich sind.

Die Bedeutung von Anbaumethoden und Tabaksorten

Es gibt bei den verschiedenen Tabaksorten Unterschiede im Nikotingehalt. Den höchsten Nikotin-

gehalt hat Burley-Tabak, gefolgt von Virginia-Tabak und Orientalischem Tabak. Auch lässt sich durch bestimmte Trocknungsverfahren der Tabakblätter der pH-Wert steigern.

Die chemische Zusammensetzung des Tabakblatts lässt sich außerdem über bestimmte Anbautechniken steuern. So verhilft eine vermehrte Nitratdüngung zu einem höheren Nikotingehalt im Tabakblatt und zu einem späteren höheren Anteil an freiem Nikotin im Tabakrauch. Jedoch wird durch eine verstärkte Stickstoffdüngung auch der Anteil an krebserregenden Stoffen (sogenannten Nitrosaminen) im Tabakblatt gesteigert. Diese tabakspezifischen Nitrosamine entstehen beim Trocknungsverfahren und befinden sich bei der Verbrennung im Tabakrauch.

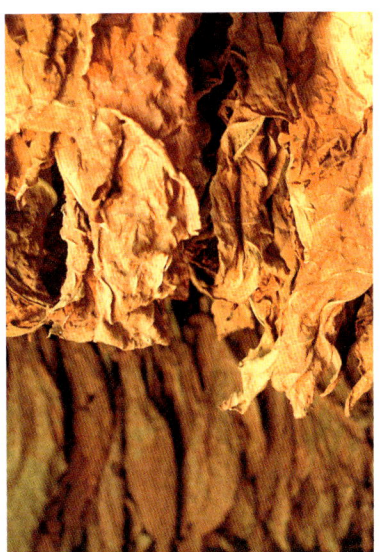

Merke
Sorte, Anbau und Trocknungsverfahren bestimmen beim Tabak wesentlich den Nikotingehalt und bieten weitere Manipulationsmöglichkeiten für die Hersteller von Zigaretten.

Inhaltsstoffe des Tabakrauchs

Jeder Raucher denkt, dass er genau weiß, was seine Zigaretten enthalten: Teer, Nikotin und Kohlenmonoxid. Die Mengen der einzelnen Inhaltsstoffe kann man auf der Verpackung ablesen.

Leider sind Tabakwaren aber schon seit vielen Jahren keine ausschließlich mit Tabak gefüllte Papierhülle mehr. Vielmehr sind diese Produkte hoch entwickelte Chemieerzeugnisse, an deren Zutatenzusammensetzung zahlreiche Wissenschaftler beteiligt sind. Und ganz gleich, ob Zigarette, Zigarre oder Pfeifentabak – alle Produkte dienen dem einen Ziel, die Droge Nikotin möglichst effizient und weitreichend unter die Leute zu bringen.

Haben Sie sich schon einmal gewundert, weshalb auf den Zigarettenschachteln nur drei Inhaltsstoffe angegeben werden?

Scheindebatte?

Viele der Tabakkonzerne argumentieren bei der Debatte um Zusatzstoffe, dass keiner der Inhaltsstoffe, die bei der Zigarettenherstellung verwendet werden, als gefährlich eingestuft wurde. Das stimmt natürlich, denn viele der Inhaltsstoffe sind an sich nicht gefährlich – erst als Verbrennungsprodukte entwickeln sie ihre gesundheitsgefährdenden Eigenschaften. Und da Tabak in der Regel geraucht und nicht gekaut und geschluckt wird, muss die Beurteilung einer Gefährdung aufgrund der bei der Verbrennung entstandenen Substanzen gefällt werden.

Auf den Packungen wird z. B. nicht erwähnt, dass eine Zigarette auch Papier enthält. Weiter kann man sich fragen, mit welchem Leim dieses Papier verklebt wurde, welche Verbrennungsprodukte beim Abbrennen der Zigarette entstehen, mit welchen Chemikalien der Filter getränkt wurde und was diese Stoffe in den Lungen, im Blut oder an den Organen bewirken. Die Angaben auf der Schachtel lassen auch die bis zu 600 Zusatzstoffe, die von der Industrie dem Tabak beigefügt werden, außer Acht.

Im Grunde genommen sind aber in erster Linie nicht die Tabaksorten und deren 600 Zusatzstoffe interessant, sondern vielmehr die Frage: Was passiert eigentlich, wenn der Tabak mit den Substanzen angezündet wird, und weshalb werden diese Stoffe dem Tabak überhaupt zugesetzt?

Zusatzstoffe

Tabakprodukte enthalten mehr, als auf der Packung unter Inhaltsstoffe angegeben ist. Hier findet man nämlich nur Angaben zu Nikotin-, Teer- und Kohlenmonoxidgehalt. Aber den Suchtmitteln werden noch zahlreiche andere Stoffe zugesetzt.

Es gibt zwei Gründe, warum die Industrie dem Tabak Zusatzstoffe zuführt: Zum einen sollen die Zusatzstoffe den Rauch überhaupt erst erträglich machen, zum anderen geht es darum, den pH-Wert zu verändern, damit die Zigaretten mehr freies Nikotin enthalten, während die auf den Packungen offiziell angegebenen Nikotinwerte sinken (siehe Seite 68 f.).

Die Zusatzstoffe gelangen auf folgendem Weg in die Zigarette: Durch chemische Techniken wird aus der gesamten Tabakpflanze zuerst eine pampige Masse gefertigt. Dieser Masse kann dann jeder Zusatzstoffe in der gewünschten Menge untergemischt werden. Ist dieser Vorgang abgeschlossen, wird die Mischung getrocknet und danach zerschnitten. So entsteht „wiederhergestellter"

Tabak. Dieser wird dann zur Zigarettenherstellung verwendet.

So enthalten Zigaretten z. B. Honig oder Kakaopulver, Johannisbrotkernmehl, Lakritzextrakt oder Vanillin, um den Geruch des Tabaks zu verbessern oder die Haltbarkeit zu erhöhen. Zigaretten enthalten auch Konservierungsstoffe und Substanzen, welche die Feuchtigkeit des Tabaks erhalten.

Sie werden jetzt vielleicht sagen: „Warum sollte Zucker, Nelke oder Lakritz schädlich für mich sein? Schließlich nehme ich diese auch mit meiner normalen Ernährung auf!" Leider werden diese ansonsten harmlosen Stoffe zu ge-

Merke
Tabakprodukte enthalten mehr, als auf der Packung unter Inhaltsstoffe angegeben ist. Neben Nikotin, Teer und Kohlenmonoxid werden den Suchtmitteln zahlreiche andere Stoffe zugesetzt.

Süße Versuchung

Zuckerhaltige Stoffe und Gewürze wie Nelke oder Vanillin werden den Tabakprodukten zugesetzt, um den beißenden Geschmack des Tabaks zu mildern und um größere Rauchmengen – und dadurch auch größere Nikotinmengen – inhalieren zu können. Dadurch steigt die Attraktivität des Rauchens für Jugendliche, da der Tabak in diesen Produkten milder schmeckt.

Die an sich harmlosen Stoffe „versüßen" also zum einen den Minderjährigen den Einstieg in die Sucht, zum anderen entstehen bei der Verbrennung vieler dieser Substanzen krebserregende Stoffe.

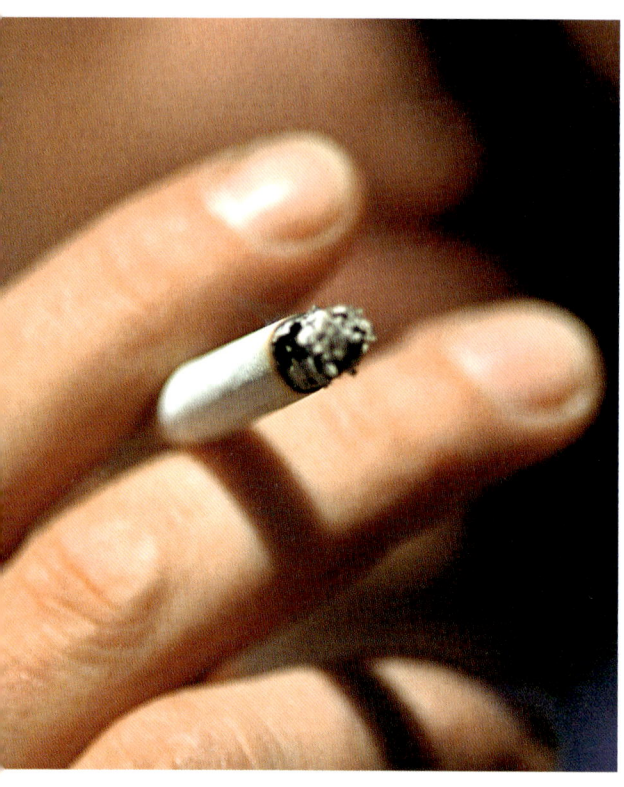

moniumbicarbonat, Ammoniumhydroxid oder Diammoniumphosphat), die bei der Verbrennung Ammoniak freisetzen können, drängt die stärkere Ammoniumbase die schwächere Nikotinbase aus ihrer Salzform. Dadurch liegt freies Nikotin vor, das vom Raucher einfacher und in größerer Menge über die Atemwege aufgenommen werden kann.

Eine weitere Möglichkeit ist der Zusatz von Menthol. Dieser Stoff hat eine kühlende und schmerzlindernde Wirkung, weshalb der häufig durch den beißenden Rauch verursachte Hustenreiz gelindert wird. Das führt dazu, dass mehr geraucht und tiefer inhaliert wird, da die Lungen den Rauch mit dem Zusatzstoff besser vertragen. Besonders Rauchanfängern wird hierdurch ermöglicht, den eigentlich schmerzhaften Zigarettenrauch überhaupt einzuatmen.

...sundheitsschädlichen Substanzen, wenn sie durch die heiße Glut der Zigarette verbrennen und dann eingeatmet werden. So gehen viele Wissenschaftler davon aus, dass bei der Verbrennung der Zusatzstoffe gesundheitsgefährdende Substanzen entstehen (siehe folgende Seite).

Um eine möglichst effektive pH-Wert-Manipulation zu erreichen, hat sich die Ammoniaktechnik durchgesetzt. Durch Zugabe von Ammoniak oder Ammoniumverbindungen (u. a. Harnstoff, Am-

Da diese Wirkungen des Menthols auch unterhalb der geschmacklich wahrnehmbaren Grenze auftreten, sind in fast allen Zigaretten Mentholzusätze beigemischt und nicht nur in den ausdrücklich als „Mentholzigaretten" gekennzeichneten Produkten.
Des Weiteren steht Menthol im Verdacht, ein eigenes Abhängigkeitspotenzial zu besitzen.
In der wissenschaftlichen Diskussion geht man außerdem davon aus, dass bei der Verbrennung von Menthol die krebserregenden

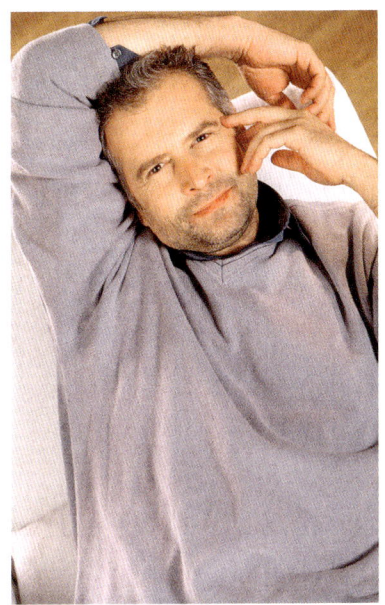

Substanzen Benzol und Phenol gebildet werden.

Weiterhin werden dem Tabak u. a. folgende Zusatzstoffe beigemengt:

- Aceton, ein Lösungsmittel, auch bekannt als Nagellackentferner, das ebenfalls die Suchtwirkung verstärkt.
- Diethylenglycol, ein Frostschutzmittel, um die Atemwege weniger zu irritieren. Dieses Gift lagert sich in den Nieren ab.
- In Deutschland wurden auch Experimente mit Lithiumhydroxid gemacht, das den Kohlenmonoxidgehalt des Zigarettenrauchs senkte. Gleichzeitig führte dies jedoch zu einer höheren Tumorbildungsaktivität.

Verbrennungsprodukte

Wissenschaftler gehen heutzutage davon aus, dass viele der Zusatzstoffe bei Zigaretten in Nahrungsmitteln zwar unbedenklich sind, z. B. Zucker, Vanillin, Gewürze etc., bei der Verbrennung dieser Substanzen allerdings gesundheitsgefährdende Stoffe entstehen. Da Nikotinkonsumenten Tabak meistens rauchen, sind deshalb nicht nur die Inhaltsstoffe des Tabaks und die Zusatzstoffe interessant, sondern vor allem deren Verbrennungsprodukte.

Sobald man eine Zigarette anzündet, entstehen etwa 4.000 Verbrennungsprodukte. Einige wenige Beispiele sollen verdeutlichen, dass Raucher mit jedem Zug pures Gift einatmen:

- Verbrennt Zucker oder Kakao, entsteht das krebserregende Acetaldehyd.

Was passiert, wenn Zucker verbrannt wird? Es entsteht krebserregendes Acetaldehyd.

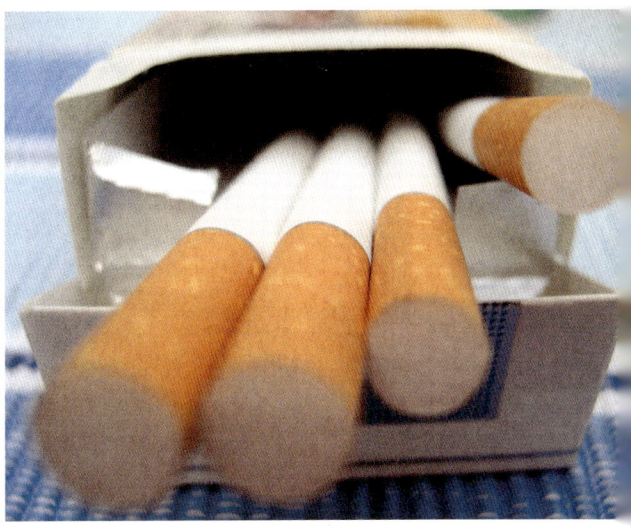

Seit den 1950er-
Jahren gibt es
etliche wissen-
schaftliche Stu-
dien, die den
direkten Zusam-
menhang zwi-
schen Rauchen
und vielen Krank-
heiten belegen.

Zusatzstoffliste

Auf der Internetseite des Bundesministeriums für Ernährung, Landwirtschaft und Verbraucherschutz (www.bmelv.de) kann man eine Liste einsehen, auf der die Zusatzstoffe von Tabakwaren aufgeführt sind. Viele der aufgelisteten Stoffe werden durch das Lebensmittelgesetz „bei bestimmungsgemäßer Verwendung in Lebensmitteln" als sicher eingestuft. Die Zusatzstofflisten wirken harmlos, da man mit den Begriffen „Lakritze" oder „Kakaobutter" nichts Negatives verbindet. Beim Rauchen werden diese jedoch nicht verschluckt, sondern verbrannt und vielfach als giftiger Rauch eingeatmet. Deshalb sollten die Verbrennungsprodukte dieser Stoffe, die teilweise gesundheitsschädlich sind (z. B. Acetaldehyd als Verbrennungsprodukt von Schokolade), und nicht die Rohzutaten bei der Beurteilung berücksichtigt werden.

- Der Rauch enthält Blausäure – eine in dem tödlichen Gift Zyankali enthaltene Säure.
- Bei der Verbrennung von Tabak entsteht das radioaktive Polonium 210, das sich im Körper ablagert und durch seine Strahlung zu Krebs führen kann.
- Mit dem Rauch wird Kohlenmonoxid eingeatmet, das den Sauerstoff von den roten Blutkörperchen verdrängt und die Atmung und viele andere Abläufe im Organismus behindert.

- Es entstehen aggressive Molekülsplitter, die sogenannten freien Radikale, die das Erbgut angreifen und zu Arterienverkalkung und Lungenschäden führen können.

Giftige und krebserzeugende Substanzen im Tabakrauch
Nachfolgend finden Sie eine Übersicht über giftige und krebserzeugende Substanzen im Tabakrauch und deren toxikologische Bewertung.

Stoff	Toxikologische Bewertung
Acrylnitril	Ruft beim Einatmen geringgradige Anämie (eine Anämie kann sich nur langsam, nicht akut entwickeln), Zyanose (Unterversorgung mit Sauerstoff), Nierenreizung und unregelmäßige Atmung hervor. Die Symptome schließen eine Reizung der Schleimhäute ein, Kopfschmerzen, Schwindel, Übelkeit, Angstgefühle und nervöse Reizbarkeit. Wahrscheinlich krebserregend für den Menschen.

Ammoniak	Kann die Empfindlichkeit für virale Erkrankungen erhöhen und chronische Erkrankungen der Atemwege verstärken.
Benzol	Giftig und krebserregend. Benzol führt zu Leukämie und zu aplastischer Anämie, einer Krankheit, bei der das Knochenmark keine neuen Blutkörperchen mehr bilden kann.
Blei	Blei ist ein hochgiftiges Metall. Kann zu ernsthaften Schädigungen des Gehirns, der Nieren, des Nervensystems und der roten Blutkörperchen führen. Blei wird bei Kindern besonders in der Wachstumsphase stärker aufgenommen.
Kadmium	Inhaliert ist Kadmium besonders gefährlich. Kann auch in kleineren Konzentrationen zu Nierenschäden und einem erhöhten Risiko für Lungen- und Prostatakrebs führen.
Kohlenmonoxid	Kohlenmonoxid blockiert die Aufnahme von Sauerstoff. Kann zu Angina, Sehstörungen, verminderter Gehirnfunktion führen. Schädigt Blutgefäße und verhärtet die Arterien.
Zyanwasserstoff	Gehört zu den giftigsten Chemikalien. Kann zu Kopfschmerzen, Schwindel, Übelkeit und Erbrechen führen.
Formaldehyd	Verursacht Brennen der Augen, Reizung der Schleimhäute und des Atmungstrakts. Wahrscheinlich krebserregend für den Menschen.
Quecksilber	Kann bei Erwachsenen zu Gedächtnisverlust und Nierenerkrankungen führen.
Stickoxid	In hohen Konzentrationen kann es zu akuter Lungendysfunktion führen.
Phenol	Führt zu starken Reizungen der Haut, der Augen und der Schleimhäute.
Propionaldehyd	Einatmen hoher Konzentrationen führt zu Anästhesie (Ausschaltung von Schmerzempfinden) und Leberschäden.
Selen	Einatmen wirkt sich negativ auf das Atemsystem aus, z. B. Reizung der Schleimhäute, Lungenödem, schwere Bronchitis und Lungenentzündung
Styrol	Einatmen wirkt sich negativ auf das Zentralnervensystem aus, z. B. Kopfschmerzen, Erschöpfungszustände, Schwäche und Depressionen.
Toluol	Schwächt das Zentralnervensystem. Symptome sind Schüttellähmung, Hirnschrumpfung, Schwierigkeiten beim Sprechen, Hören und Sehen.

Merke
Es geht um die Inhaltsstoffe des Rauchs, nicht um die Inhaltsstoffe des unverbrannten Tabaks. Niemand würde freiwillig Zucker und Schokolade anzünden und dann die bei der Verbrennung entstehenden Produkte freudestrahlend einatmen.

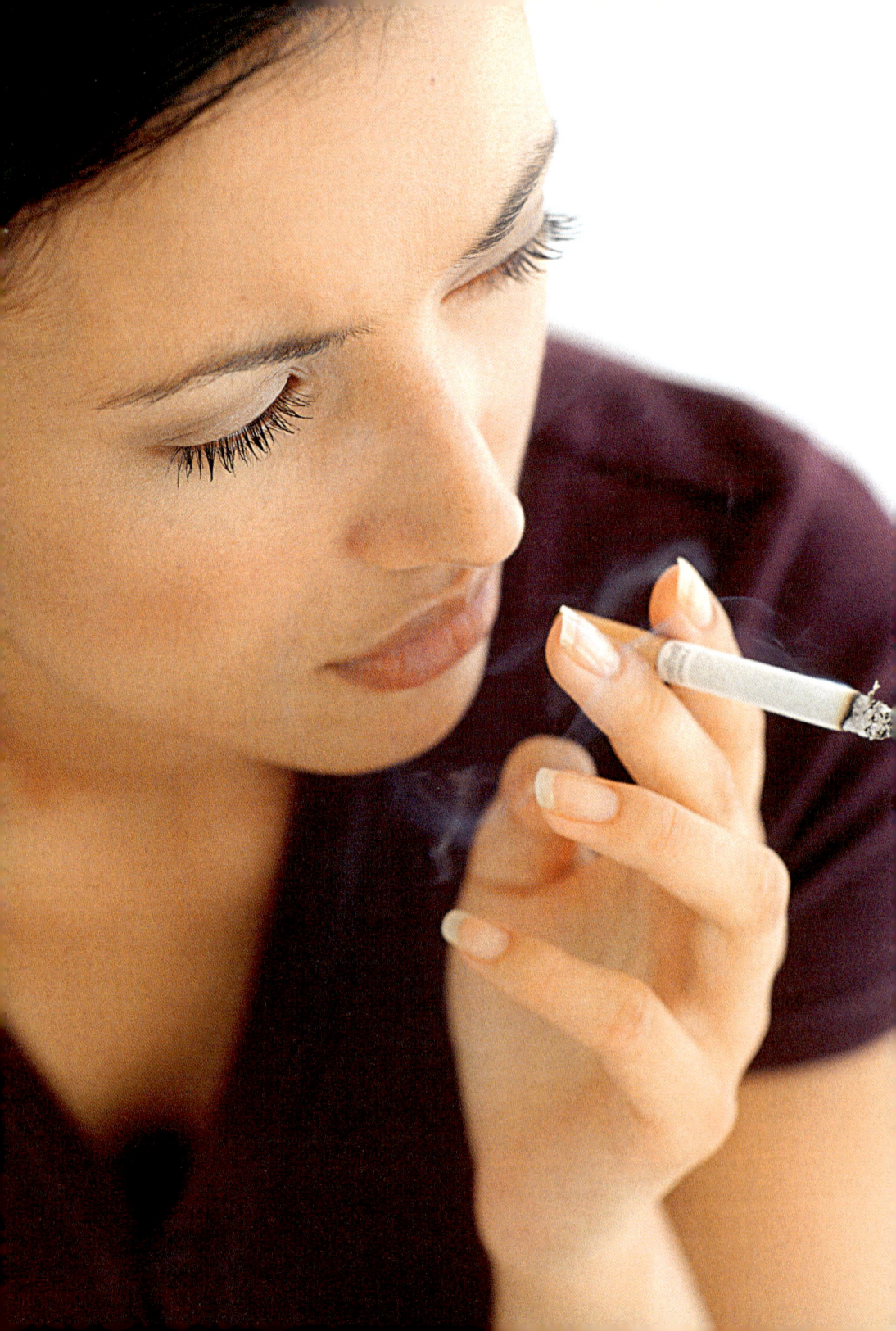

Krankheitsbilder

Betrachten Sie die folgenden Kapitel nicht unbedingt als weitere Argumente dafür, „Frischluftatmer" zu werden. Vielmehr bilden die Erläuterungen zu den Krankheitsbildern weitere Informationspunkte rund um das Thema Rauchen.
Es geht hierbei nicht darum, schreckliche Bilder in Ihrem Kopf entstehen zu lassen, im Gegenteil: Sie sollten Ihre Gedanken umdrehen – freuen Sie sich darauf, dass Sie sich mit den nachfolgend aufgeführten Krankheiten in Zukunft nicht mehr beschäftigen müssen. Denn schon bald hören Sie einfach auf und sind rauchfrei glücklich als „Frischluftatmer".

Gesundheitsschädliche Wirkungen des Rauchens

Jeder weiß, dass Rauchen schädlich für die Gesundheit ist und oft sogar mit dem Tod endet. Aber Raucher wollen dies entweder gar nicht wahrhaben oder sie verharmlosen die schädlichen Folgen des Rauchens. Genaues Hinsehen würde nämlich vielen Angst machen. Manche denken auch, dass Krankheiten immer nur andere treffen. Auch wenn der Raucherhusten schon tief sitzt, die Kondition nachgelassen hat und man sich schwertut, die Treppe hochzusteigen, wenn der Arzt zum wiederholten Male mahnt, mit dem Rauchen aufzuhören – man möchte einfach nicht glauben, dass die körperlichen Veränderungen etwas mit dem Rauchen zu tun haben, oder man nimmt diese billigend in Kauf.

Aber seien Sie ehrlich: Wenn Sie die Sucht des Rauchens mit all seinen Erscheinungen und Folgen betrachten, wäre die richtige und einzige Konsequenz, sofort die Glimmstängel in den Müll zu befördern. Das Aufhören verbinden die meisten Raucher aber mit „sehr schwierig" und sie geraten in Stress. Und womit haben sie in all den Jahren des Rauchens Stress verknüpft? Genau, erst mal eine Zigarette rauchen – obwohl sie mittlerweile wissen, dass jede Zigarette nur kurzfristig den Entzugsstress lindert.

Nikotin hat hauptsächlich einen suchterzeugenden Effekt. Verantwortlich für Schäden im Organismus sind die zusätzlich im Tabak enthaltenen Substanzen sowie die künstlich hinzugefügten Zusatzstoffe – viele dieser Stoffe entfalten erst durch die Verbrennung ihr giftiges Potenzial.

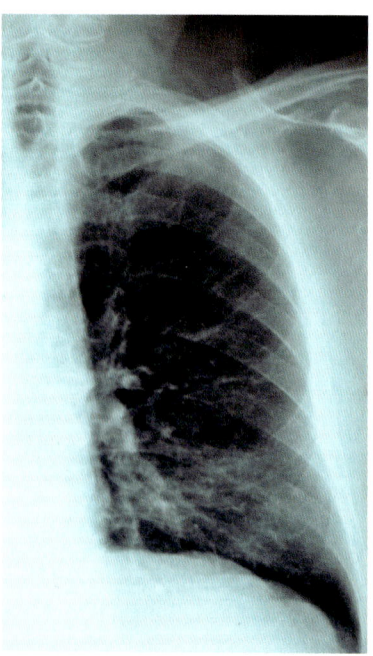

Wirkungen auf die Lunge

Wenn man anfängt zu rauchen, quält man sich zunächst, bis man den Rauch richtig inhalieren kann. Relativ schnell lässt jedoch der Widerstand der Flimmerhärchen in der Luftröhre nach. Der Teer verklebt sie, und der Hustenreiz lässt nach, wenn der Rauch inhaliert wird.

Und genau in diesem Moment fängt es an, gefährlich zu werden. Die Flimmerhärchen haben die Aufgabe, Schadstoffe von der Lunge und den Bronchien fernzuhalten. Durch das Verkleben verlieren sie aber ihre Funktionsfähigkeit, und der Rauch kann mit all seinen Schadstoffen ungehindert in Lunge und Bronchien gelangen.

Raucherhusten

Mit der Zeit entzünden sich die Bronchien. Durch die ständig geschwollenen Entzündungsherde wird das Atmen immer beschwerlicher. Täglich muss der zähe chronische Bronchitisschleim abgehustet werden. Die Dauerentzündung führt oft zu schweren Schäden der empfindlichen Lungenbläschen.

Asthma und andere Lungenkrankheiten

Leidet ein Mensch an Asthma, sind seine Atemwege durch häufige Entzündungen äußerst empfindlich und reizbar.

Die Gefahr des Rauchens

In einer modernen, hoch industrialisierten und aufgeklärten Welt stellt das Rauchen eine der größten Gesundheitsgefahren dar. Im Gegensatz zu vorherigen Jahrhunderten, in denen Seuchen, Pest oder Kriege die Menschen zu früh sterben ließen, gilt heute der Tabakkonsum als zweithäufigste Todesursache weltweit.

Wenn wir nicht langsam anfangen umzudenken, werden in den kommenden Jahren ungefähr 650 Millionen Menschen durch den Konsum von Tabak, meist in Form von Zigaretten, sterben, so lautet die Prognose der Weltgesundheitsorganisation (WHO).

Die produktive Lebenszeit verringert sich somit durch den Tabakkonsum um 20 bis 25 Jahre.

Dabei gilt Tabakrauch als ein wichtiger Risikofaktor, da er bei Betroffenen zusätzlich ein Anschwellen der Bronchialschleimhaut bewirkt. Dies wiederum hat eine Verkrampfung der Bronchialmuskulatur zur Folge und kann zu einem Asthmaanfall führen mit Engegefühl in der Brust, Atemnot und Husten.

Eine chronisch obstruktive Lungenerkrankung (COPD) liegt dann vor, wenn die chronische Bronchitis zu ständig angeschwollenen Atemwegen geführt hat und so der Atemwegswiderstand erhöht ist. Neun von zehn COPD-Betroffenen sind oder waren Raucher. Somit ist die COPD eindeutig eine Erkrankung, die durch Rauchen entsteht (im Gegensatz zu Asthma, dessen Verlauf durch Tabakkonsum negativ beeinflusst wird). Die Symptome sind teilweise ähnlich wie bei Asthma, allerdings dauerhaft, deutlich schlechter zu behandeln und somit weitaus schlimmer. Die Sauerstoffaufnahme des Körpers verschlechtert sich dadurch immer mehr. Spätfolgen lassen sich nicht mehr rückgängig machen und oft nur durch Medikamente oder Beatmungsgeräte behandeln.

Emphysem

Die Bezeichnung „Emphysem" kann man mit „Lungenblähung" übersetzen. Diese ist eine häufige Spätfolge der COPD. Dabei wird die Architektur der feinen Lungenbläschen durch eine dauerhafte Entzündung stark beschädigt. Die Folge sind grobe Aussackungen, die nicht mehr am Gasaustausch teilnehmen können.

Im Spätstadium quält man sich bei jedem Atemzug und droht, durch Sauerstoffmangel zu er-

Merke
Es gibt verschiedene Lungenkrankheiten, die auf das Rauchen zurückgeführt werden können. Am bekanntesten ist die chronisch obstruktive Lungenerkrankung (COPD), die u. a. mit dem typischen Raucherhusten einhergeht.

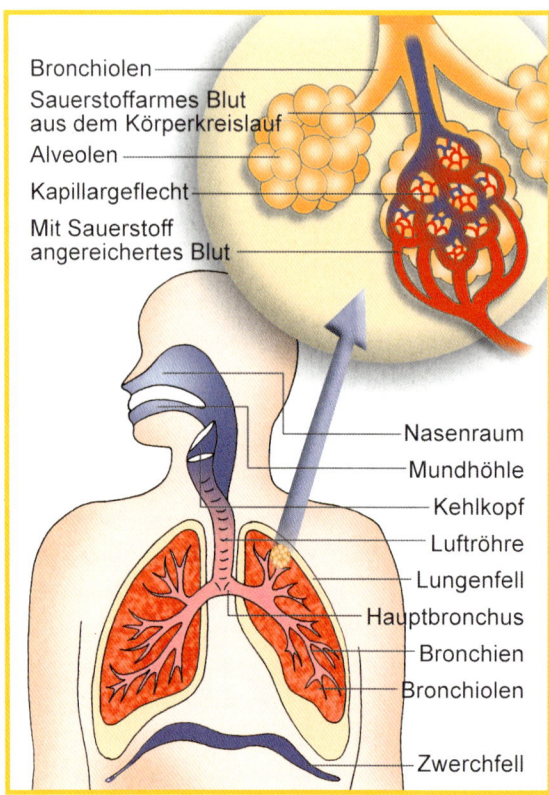

Bronchiolen
Sauerstoffarmes Blut aus dem Körperkreislauf
Alveolen
Kapillargeflecht
Mit Sauerstoff angereichertes Blut

Nasenraum
Mundhöhle
Kehlkopf
Luftröhre
Lungenfell
Hauptbronchus
Bronchien
Bronchiolen
Zwerchfell

Schädigung der Blutgefäße

Aufgrund der Schadstoffe in Form von Verbrennungsprodukten des Rauchs wird das Blut zähflüssiger. Durch das eingeatmete Kohlenmonoxid ist es außerdem mit weniger Sauerstoff angereichert, da der Stoff die Anbindung von Sauerstoffmolekülen verhindert.

Da viele der roten Blutkörperchen von dem Giftstoff besetzt sind, bildet der Körper weitere Blutkörperchen, um die Sauerstoffversorgung zu gewährleisten. Auch hierdurch wird das Blut „dicker" und hat eine schlechtere Fließfähigkeit. Nikotin bewirkt eine Verengung der Gefäße und verändert die Zusammensetzung des Bluts, sodass dieses leichter gerinnt. Das Blut kann nicht mehr ungehindert fließen und hat Schwierigkeiten, bis in die kleinsten Verästelungen vorzudringen.

sticken. Beim Ausatmen wird die verbrauchte Luft nicht mehr ganz ausgestoßen, d. h., die einzelnen Lungenbläschen werden nicht mehr richtig entleert. Sie können dadurch sogar platzen. Somit bläht sich das Lungengewebe immer weiter auf und die Zahl der noch funktionierenden Lungenbläschen nimmt stetig ab. Die Sauerstoffaufnahme erschwert sich dadurch weiter. Die Folgen sind beschleunigte Atmung, in besonders schweren Fällen wird künstliche Beatmung notwendig.

Dadurch gibt es Probleme mit dem Nährstoff- und Sauerstoffaustausch und der Versorgung des gesamten Organismus. Aufgrund der Verengung der Blutgefäße muss das Herz immer mehr Kraft aufwenden, um das Blut durch die Adern zu pumpen. Die Wände der Arterien entzünden sich, und es kommt zur Arterienverkalkung (Arteriosklerose), welche die Symptome weiter verschlimmert.

Die Folgen sind Herz-Kreislauf-Erkrankungen wie Bluthochdruck, Herzinfarkt, Herzrhythmusstörung, Schlaganfall etc., aber auch das „Raucherbein" (Durchblutungsstörungen in den Gliedmaßen) oder Potenzstörungen können dadurch begünstigt werden.

Bluthochdruck

Der ideale Blutdruck liegt beim Menschen bei 120/80 mmHg. Von einem Bluthochdruck (Hypertonie) spricht man, wenn der Druck in den Blutgefäßen langfristig über 140 mmHg in der Austreibungsphase (Systole) liegt, also wenn sich der Herzmuskel zusammenzieht und das Blut durch die Adern pumpt. Der zweite Wert gibt den Druck in der Erschlaffungsphase des Herzens an (Diastole), also wenn sich der Herzmuskel wieder zu füllen beginnt. Dieser sollte nicht über 90 mmHg liegen.

Periphere arterielle Verschlusskrankheit

Die Durchblutungsstörungen in den Gefäßen, die zu einem Großteil durch das Rauchen verursacht bzw. verstärkt werden, können auch dazu führen, dass sich die Arterien in den Gliedmaßen verengen und Arme und Beine nicht mehr ausreichend mit Blut versorgt werden. Dieses auch „Schaufensterkrankheit" oder „Raucherbein" genannte Krankheitsbild äußert sich durch Schmerzen in Füßen und Beinen nach oft nur kurzzeitiger

Belastung, was die Betroffenen beim Gehen zu häufigem Anhalten zwingt.

Angina pectoris

Durch eine verschlechterte Durchblutung kann es, meist bei Belastung, zu einem Sauerstoffmangel des Herzens kommen. Dies macht sich dann durch einen plötzlich einsetzenden Schmerz im Brustbereich bemerkbar und kann bis zu ein paar Minuten andauern. Häufig strahlt der Schmerz auch in die Schulter oder den linken Arm aus. Man spürt ein Engegefühl im Brustbereich, oft mit Atemnot und Schmerz.

Merke
Rauchen verschlechtert die Durchblutung. Das kann zu Herzbeschwerden führen.

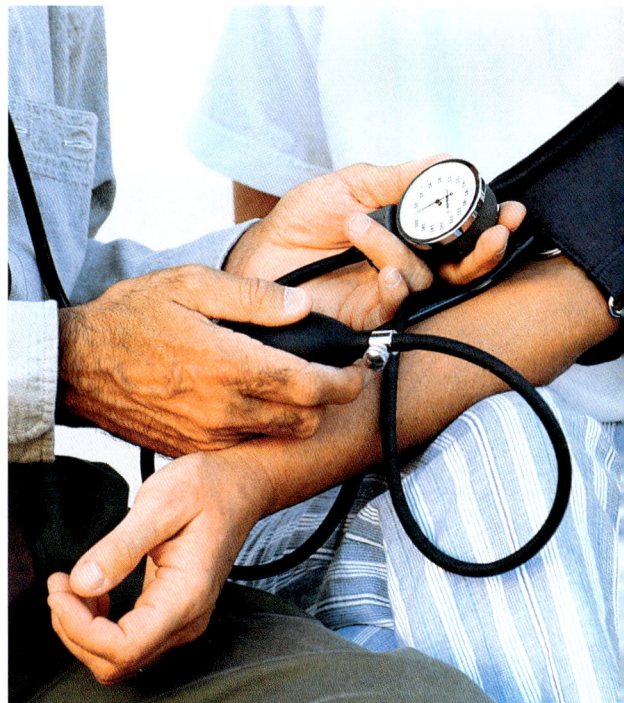

Tritt die Angina pectoris nicht nur bei starker, sondern auch bei geringer oder keiner Belastung auf, kann dies ein Warnsignal für einen drohenden Herzinfarkt sein.

Herzinfarkt und Schlaganfall
Man spricht von einem Herzinfarkt, wenn es durch eine unzureichende Blutversorgung und eine dadurch bedingte verringerte Sauerstoffversorgung im Herzen zu einer schweren Schädigung eines Herzmuskelbezirks mit Gewebsverlust kommt. Meist wird ein Herzinfarkt durch arteriosklerotische Veränderungen der Herzkranzgefäße verursacht, bei denen es durch ein Blutgerinnsel (Thrombus) abrupt zum Gefäßverschluss kommt.

Weniger Gehirn

Auch im Gehirn kommen langfristig gesehen immer weniger Sauerstoff und mehr Schadstoffe an. Das bedeutet, das Gehirn kann ebenfalls nicht mehr einwandfrei arbeiten. Zudem ist mittlerweile bekannt, dass Raucher ein vermindertes Gehirnvolumen aufweisen. Betroffen davon ist die sogenannte graue Substanz, in der die meisten Nervenzellen und viele Hirnfunktionen lokalisiert sind. Die Alterungsprozesse schreiten schneller voran. Gedächtnisleistung und Lernvermögen sinken.

Typisches Symptom eines Herzinfarkts ist ein plötzlich eintretender heftiger Schmerz, der länger andauert als bei einer Angina pectoris. Es kommt zu Blutdruckabfall und Pulsbeschleunigung, oft auch zu Herzrhythmusstörungen.

Der Schlaganfall (Apoplexie, apoplektischer Insult) kann durch eine Gehirnblutung mit Zerstörung eines Hirngebiets oder einen Hirninfarkt mit Gewebsverlust durch mangelhafte Blut- und Sauerstoffversorgung hervorgerufen werden.
Meist besteht das Grundleiden Arteriosklerose (Arterienverkalkung), das in der Regel gemeinsam mit Bluthochdruck auftritt. Symptome sind Bewusstseinsstörungen bis zum Koma, Lähmungen einer oder beider Körperseiten, Krampfanfälle oder auch Verlust der Sprache.

Diabetes mellitus

Diabetes, umgangssprachlich auch „Zuckerkrankheit" genannt, ist eine Stoffwechselerkrankung, die zu erhöhten Blutzuckerwerten führt. Diese führen wiederum zu Folgeerkrankungen an Augen, Nieren, Nervensystem, Herz, Gehirn und Gefäßen.
Unterschieden werden zwei Formen des Diabetes:
- Typ-1-Diabetes beginnt meist schon im Kindes- oder Jugendalter. Er entsteht durch einen

Mangel des Hormons Insulin. Antikörper (körpereigene Abwehrstoffe) zerstören die Insulin produzierenden Zellen der Bauchspeicheldrüsen.

- Typ-2-Diabetes entsteht zum einen durch eine Insulinresistenz der Körperzellen. Zum anderen führt eine jahrelange Überproduktion des Insulins – u. a. durch zu wenig Bewegung und zuckerreiche Nahrung – zu einer Art „Erschöpfung" der Insulin produzierenden Zellen in der Bauchspeicheldrüse. Diabetes Typ 2 tritt meist erst im Erwachsenenalter auf und wird daher auch Altersdiabetes genannt. Der Trend geht leider aber dorthin, dass zunehmend auch immer mehr stark übergewichtige Jugendliche daran erkranken.

Rauchen fördert die Insulinresistenz und gilt dadurch als Risikofaktor für die Entwicklung dieser Krankheit.

Krebs

Krebs ist eine Sammelbezeichnung für bösartige Gewebsneubildungen. Bis heute sind etwa 70 Substanzen im Zigarettenrauch identifiziert worden, die krebserregend sind oder im Verdacht stehen, Krebs zu erzeugen.
Es gibt Krebserkrankungen der Organe, die mit dem Tabakrauch direkt in Kontakt kommen, wie Mundhöhle, Kehlkopf, Speiseröh-

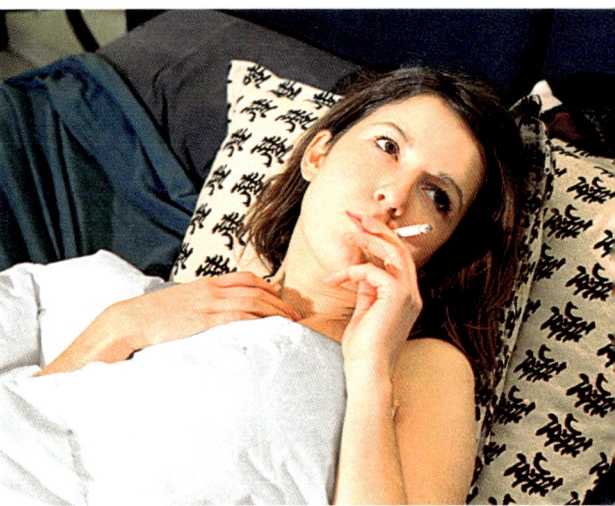

re und Lunge. Aber auch Zellen anderer Organe, die dem Zigarettenrauch nicht direkt ausgesetzt sind, können zum bösartigen Wachstum angeregt werden, z. B. Zellen im Magen, in der Bauchspeicheldrüse, in den Nieren, in der Harnblase oder im Gebärmutterhals. Auch bestimmte Formen der Leukämie (Blutkrebs) können durch Zigarettenrauch verursacht werden.

Weitere schädliche Folgen des Rauchens

Haut
Auch auf das äußere Erscheinungsbild wirkt sich der Tabakkonsum langfristig negativ aus. Rauchen lässt die Haut frühzeitig altern.
Zum einen wird die Haut schlechter durchblutet und bekommt ei-

Merke
Etwa 70 Substanzen sind im Zigarettenrauch enthalten, die erwiesenermaßen krebserregend sind oder im Verdacht stehen, Krebs zu erregen.

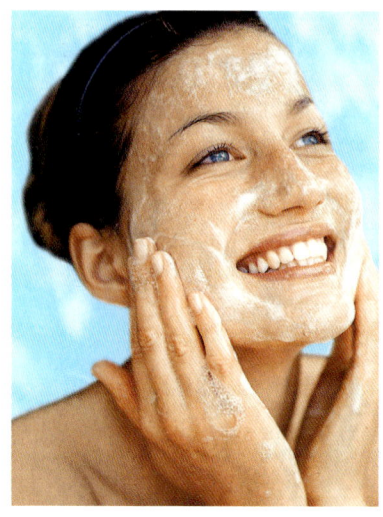

Raucher haben wegen der Durchblutungsstörungen häufig kalte Hände.

Nicht zu vergessen der schlechte Atem, den Zigaretten verursachen! Tabakkonsum schädigt auch die Mundschleimhäute. So leiden Raucher öfter unter Zahnfleischentzündungen und insgesamt an einer schlechteren Mundgesundheit.

Auch die Augengesundheit kann unter der Sucht leiden. So reagieren die Blutgefäße und die Bindehaut der Augen empfindlich auf den Rauch und können langfristig geschädigt werden.

Geruchs- und Geschmackssinn

Die wenigsten Raucher denken darüber nach, welchen Einfluss die Sucht auf ihre Fähigkeit zu schmecken und zu riechen hat. Jahrelang inhaliert man giftigen Rauch durch die Mundhöhle und die Nase. Dieser setzt sich wie ein Belag auf die Geruchs- und Geschmackssinneszellen. Richtiges geschmackliches Empfinden wird dadurch unmöglich! Essen muss

ne blasse, gräuliche Grundfarbe. Die Verengung der Blutgefäße führt außerdem zu einer mangelhaften Versorgung der Haut mit Sauerstoff und Nährstoffen.

Zum anderen hat das Rauchen einen negativen Einfluss auf die Hautelastizität und -erneuerung. Das Eiweiß Kollagen, aus dem die elastischen Fasern im Bindegewebe unter der Hautoberfläche bestehen, wird schneller ab- und langsamer aufgebaut. Dadurch sinkt die Beweglichkeit der Haut, sie wird schlaff und faltig. Auch die Finger nehmen eine gelbbräunliche Färbung an.

Merke
Viele Raucher versuchen ihr vermindertes Geschmacksempfinden durch stärkeres Würzen zu kompensieren.

Mund und Augen

Durch Nikotinablagerungen werden die Zähne gelb-bräunlich und sehen ungepflegt aus. Häufig befinden sich auch dunkle Schlieren in den Zahnzwischenräumen.

Gift für die Haut

Rauchen ist schädlich für die Haut, diese altert rascher und wirkt ungesund. Wenn Sie zusätzlich häufig in der Sonne liegen, verstärkt sich diese negative Entwicklung noch, und die Haut wird schneller faltig. Auch steigt das Risiko für Hautkrebs bei der Kombination „Rauchen und Sonnenbaden".

ständig stärker nachgewürzt, feine Nuancen des Geschmacks oder Geruchs können nicht mehr unterschieden werden.

Der Geruch nach abgestandenem Tabakrauch umgibt Raucher überall. Er dringt über die Poren des Körpers nach außen und umgibt Sie wie eine giftige Wolke. Er setzt sich in den Kleidern fest, legt sich auf die Möbel und haftet an Teppichen und Vorhängen.

Immunsystem

Rauchen hat auch negative Auswirkungen auf den allgemeinen Gesundheitszustand des Menschen. Das körpereigene Abwehrsystem von Rauchern ist geschwächt, sie erkranken häufiger als nicht rauchende Mitmenschen.

Störungen des Sexuallebens

Rauchende Frauen sind weniger empfängnisbereit als nicht rauchende Frauen, da sich die Durchblutungsstörungen auch auf die Eierstöcke und die Gebärmutter auswirken. Außerdem haben Raucherinnen ein größeres Risiko für Eileiter- oder Bauchhöhlenschwangerschaften.

Auch bei Männern kann sich das Rauchen negativ auf das Sexualleben und die Zeugungsfähigkeit auswirken. Wenn die Blutgefäße im Beckenbereich durch arteriosklerotische Veränderungen verengt sind, kann es zu einer Verminderung der Blutzufuhr im Penis und in den Hoden kommen. Außerdem ist der Mechanismus, der normalerweise für eine vorübergehende Erweiterung der Blutgefäße im Penis sorgt, gestört. Dadurch fließt nicht mehr genügend Blut über die Adern in die Schwellkörper, was Erektionsstörungen und Impotenz zur Folge haben kann.

Zudem sind bei Rauchern meist Form und Anzahl der Spermien verändert, was ebenfalls zu Unfruchtbarkeit führen kann.

Rauchen während der Schwangerschaft

Jede Zigarette, die eine schwangere Frau raucht, ist mit Risiken für das Ungeborene verbunden. Die Gifte (häufig krebserregend)

Die Gifte im Zigarettenrauch schädigen das Erbgut und verringern die männliche Zeugungsfähigkeit.

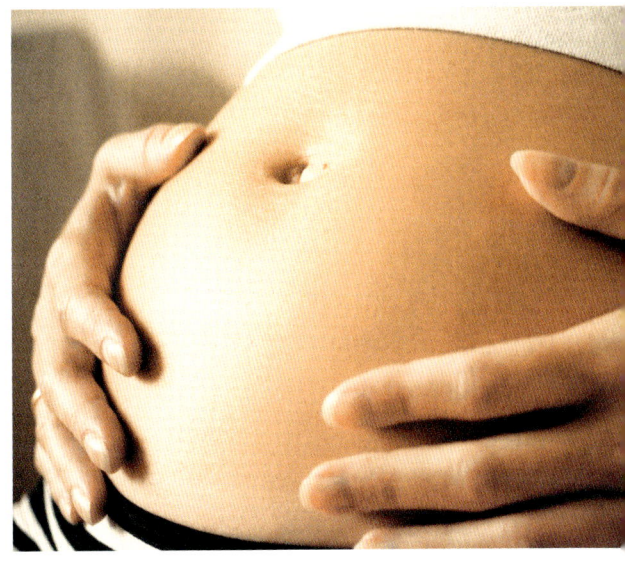

Merke
Die Kombination der krebserre- genden und gifti- gen Stoffe des Tabaks und ein geringerer Sauer- stoffanteil im arteriellen Blut- strom kann zu vielerlei Kompli- kationen bei rauchenden Schwangeren führen.

der Zigarette gelangen hauptsäch- lich über die Nabelschnur zu dem Fötus und lagern sich in die Pla- zenta ein, was Erbgutschäden zur Folge haben kann. Das Nikotin und arteriosklerotische Ablage- rungen führen zu einer Verengung der Blutgefäße, was die Sauer- stoff- und Nährstoffversorgung des Fötus behindert. Durch das in-

halierte Kohlenmonoxid be- kommt auch das Ungeborene zu wenig Sauerstoff, manchmal kommt es dabei sogar zu einer ge- fährlichen Unterversorgung.
Ebenso wie der Rest des Körpers wird auch die Plazenta bei Rau- cherinnen schlechter durchblutet. Im schlimmsten Fall kann es zu ei- ner frühzeitigen Ablösung und damit zu einer Fehl-, Tot- oder Frühgeburt kommen. Ein vermin- dertes Längenwachstum, ein klei- nerer Kopfumfang und ein gerin- geres Geburtsgewicht des Fötus können ebenfalls die Folge sein. Im Durchschnitt wiegen Kinder von Raucherinnen bei der Geburt 200 bis 300 Gramm weniger.
Rauchen während der Schwan- gerschaft birgt auch ein erhöhtes Risiko für Fehlbildungen beim Ungeborenen. Die Lungenent- wicklung kann gestört werden, was sich nach der Geburt in Atem- wegserkrankungen des Kindes äußern kann.

Passivrauchen

Viele Raucher denken: „Ich weiß zwar, dass Rauchen schädlich ist, aber es ist schließlich mein Kör- per, der vergiftet wird." Leider schädigt man als Raucher aber nicht nur sich selbst, sondern der Rauch hat auch auf die Umge- bung einen gesundheitsschädli- chen Einfluss.

Neben- und Haupt- stromrauch

Unter Passivrauchen versteht man die Aufnahme von Tabakluft aus der Raumluft. Dieser besteht etwa zu 80 Prozent aus Nebenstrom- rauch (Rauch, der nicht inhaliert wird, sondern von der glimmenden Zigarette direkt in die Luft abgegeben wird) und zu etwa 20 Prozent aus Hauptstromrauch (Rauch, der vom Raucher ausgeatmet wird).

Die Konzentrationen der gas- und partikelförmigen giftigen Stoffe sind im Nebenstromrauch in der Regel höher als im Hauptstromrauch. Schließlich bleiben einige Giftstoffe im Filter der Zigarette hängen. Und auch in den Atemwegen des Rauchers setzen sich viele der Schadstoffpartikel fest.

Somit erleiden auch Nichtraucher ungewollt teils schwerwiegende Gesundheitsschädigungen.

Folgen des Passivrauchens

Passivrauch reizt akut die Atemwege. Bei körperlicher Belastung kann es zu Kurzatmigkeit kommen. Auch Schwindel, Kopfschmerzen und erhöhte Infektanfälligkeit sind typische Symptome. Passivrauchen ist verantwortlich für die Entwicklung zahlreicher chronischer Krankheiten mit Todesfolge. Dazu zählt u. a. auch der Lungenkrebs. In Deutschland sterben mittlerweile mehr als 3.300 Nichtraucher im Jahr an den Folgen des Passivrauchens.

Großzügiges Lüften reicht nicht aus, um die Gifte aus den Räumen schnell und sicher zu entfernen. Selbst die modernsten Belüftungs-

geräte schaffen es nicht, die Schadstoffe des Tabakrauchs wirksam aus der Luft zu beseitigen. Die Tabakfeinstaubpartikel lagern sich überall ab, auf Wänden, Decken, Böden oder einfachen Gegenständen. Von dort aus werden sie dann immer wieder abgegeben.

Innenräume, in denen geraucht wird, stellen deshalb eine kontinuierliche Gefahrenquelle dar, selbst wenn in diesen Räumen zeitweise gar nicht geraucht wird. Somit gefährdet auch der kalte Rauch die Gesundheit.

Passiv rauchende Kinder

Kinder befinden sich im ständigen Wachstum und sind besonders empfindlich gegenüber Umwelteinflüssen. Ihre Organe und ihr Immunsystem sind noch nicht

Die entscheidende Frage lautet: Haben Raucher das Recht, Nichtraucher zu gefährden?

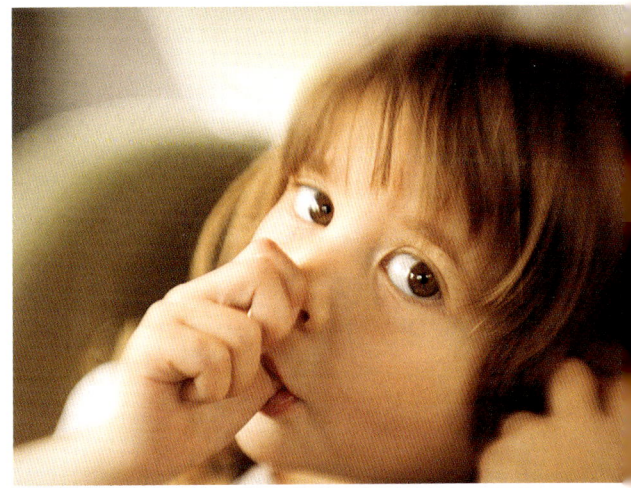

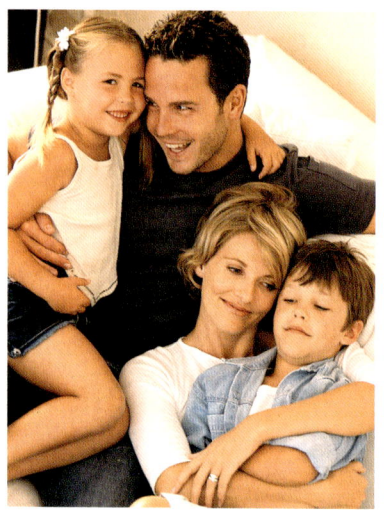

verschiedene Gerüche zu identifizieren, als Kinder, die in rauchfreier Umgebung aufwachsen.

Nicht zuletzt vermitteln rauchende Eltern ihren Kindern den Eindruck, die Nikotinsucht sei etwas Normales, was zum Erwachsensein dazugehört – „Rauchen ist in Ordnung, Mama und Papa rauchen ja auch." – und schon ist der Grundstein gelegt für den ersten Schritt hin zu einem Leben als Raucher.

Nichtraucherschutz

Aus den genannten Gründen ist es wichtig, die nicht rauchende Bevölkerung zu schützen. Das hat nichts damit zu tun, den Rauchern etwas verbieten zu wollen oder sie zu diskriminieren. Es handelt sich hierbei tatsächlich um einen Schutz der Bevölkerung.

Es ist wichtig, rauchfreie Kindergärten, Schulen, Ausbildungsstätten und Sportstätten zu schaffen. Hier wird der Grundstein für gesundheitsbewusstes Denken gelegt. Rauchfreie Gastronomie, Büros, Züge und öffentliche Einrichtungen sind unverzichtbar für ein gesundes Leben. Außerdem fällt es so dem Raucher leichter, einfach mal keine Zigaretten zu rauchen.

Auch wer gerade mit dem Rauchen aufgehört hat, wird dadurch seltener an seine Sucht erinnert. Denn je weniger man mit dem Rauchen konfrontiert wird, umso normaler ist das Nichtrauchen.

vollkommen ausgereift. Aus diesem Grund leiden Kinder besonders unter den Folgen des Rauchens der Erwachsenen. Sie werden ungewollt zu ständigen Passivrauchern.

Bei Säuglingen, die in Raucherfamilien aufwachsen, besteht eine erhöhte Gefahr des plötzlichen Kindstods. Kinder, die in Raucherhaushalten wohnen, klagen häufiger über Beeinträchtigungen des Allgemeinbefindens, wie Schwindel, Konzentrationsstörungen, Kopfschmerzen, Bauchweh oder Übelkeit.

Auch häufen sich bei Kindern mit rauchenden Eltern u. a. Bronchitis, Mittelohrentzündung und Erkältungen.

Selbst der Geruchssinn kann sich bei passiv rauchenden Kindern nicht richtig entwickeln. Sie haben größere Schwierigkeiten,

Merke
Kinder von rauchenden Eltern haben häufiger als ihre Altersgenossen Luftweginfekte, Bronchitis und Mittelohrentzündungen.

Nichtraucherschutz in Deutschland

Es gibt in Deutschland zahlreiche Präventionskampagnen gegen das Rauchen. Eine Kampagne war die „rauchfrei"-Kampagne der Bundeszentrale für gesundheitliche Aufklärung in den Jahren 2002 bis 2006. Kritiker bemängelten die Objektivität der Kampagne, da diese mit Geldern vom „Verband der Cigarettenindustrie" finanziert wurde. 11,8 Millionen Euro wurden hier vonseiten des „Cigarettenkonsortiums" aufgebracht, um die Rauchprävention bei Kindern und Jugendlichen zu verbessern, nicht jedoch, wie vertraglich festgehalten wurde, um allgemeine „Anti-Raucher-Programme" zu finanzieren. Die Maßnahmen durften „nicht die Zigarettenindustrie, deren Produkte oder den erwachsenen Raucher verunglimpfen".

Im Juli 2007 beschloss der deutsche Bundesrat, das Rauchen in öffentlichen Bahnen, Bussen und in Bundesbehörden zu verbieten. Am 1. September 2007 ist diese neue Regelung in Kraft getreten. Seitdem ist auch der Kauf und Konsum von Zigaretten in Deutschland erst ab 18 Jahren zulässig. Zigaretten dürfen dann nur noch an Erwachsene verkauft werden.

Einheitliche bundesweite Rauchverbotsregelungen zu erlassen, war der Bundesregierung anscheinend nicht möglich. Sie interpretiert das deutsche Recht so, dass Rauchverbote Ländersache seien. In drei Bundesländern gibt es seit August 2007 Rauchverbo-

Merke
Der Nichtraucherschutz ist in Deutschland in jüngster Zeit gesetzlich ausgeweitet worden. Ein bundesweit einheitliches Rauchverbot für öffentliche Gebäude gibt es aber nicht.

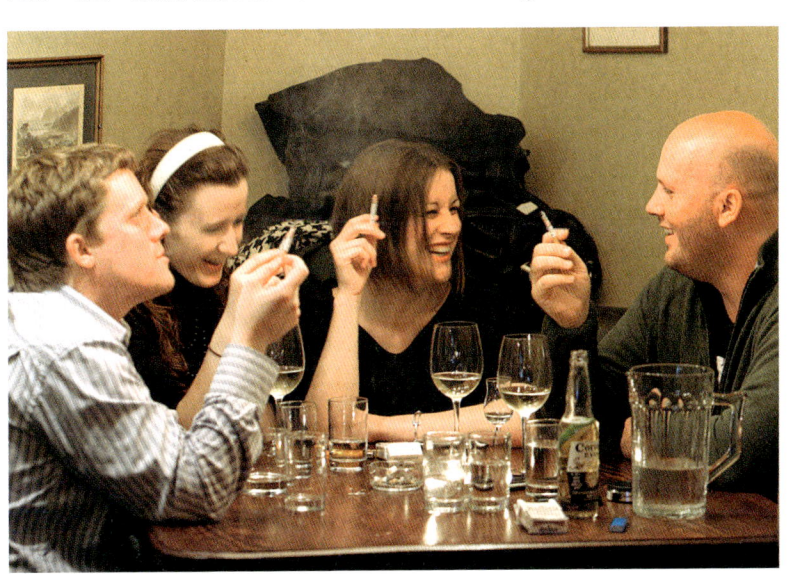

te. In Baden-Württemberg und Niedersachsen ist das Rauchen in Gaststätten, Krankenhäusern, Schulen und Landesbehörden nicht mehr erlaubt. Nur in abgetrennten Räumen dürfen die Gäste in Lokalen noch rauchen. In Mecklenburg-Vorpommern gilt das Verbot zunächst nur für Kliniken, Schulen und Behörden. In der Gastronomie soll es erst 2008 in Kraft treten. Auch in anderen Ländern müssen sich Raucher ab Januar 2008 auf strengere Regeln einstellen.

Nichtraucherschutz in Österreich

In Österreich bedurfte es mehrerer Ansätze, ein Rauchverbot politisch zu gestalten und diese Regelungen trotz des Widerstands großer Teile der Bevölkerung durchzusetzen. Gemäß Paragraf 13

des österreichischen Tabakgesetzes herrscht in öffentlichen Gebäuden, wie beispielsweise in Museen, Gerichten, Schulen, Ämtern, Krankenhäusern, Bahnhöfen und auf Flughäfen, ein striktes Rauchverbot. Ausgenommen vom Rauchverbot sind gastronomische Betriebe, Tabakläden und bestimmte Betriebe und Veranstaltungen.

Nach einer gescheiterten Selbstverpflichtung in Speiselokalen ist laut Gesundheitsministerium nun ein gesetzlich ausgeweiteter Nichtraucherschutz für den Bereich Gastronomie vorgesehen. Bis Ende 2006 sollten Speisebetriebe mindestens 40 Prozent der Sitzplätze den Nichtrauchern widmen. Dies wurde aber nicht eingehalten. Ein neues gesetzliches Modell sieht Folgendes vor: Für Gastronomiebetriebe über 75 Quadratmeter

Merke
Wenn in Österreich Raucher und Nichtraucher gemeinsam in einem Arbeitsraum tätig sein müssen, ist das Rauchen am Arbeitsplatz verboten.

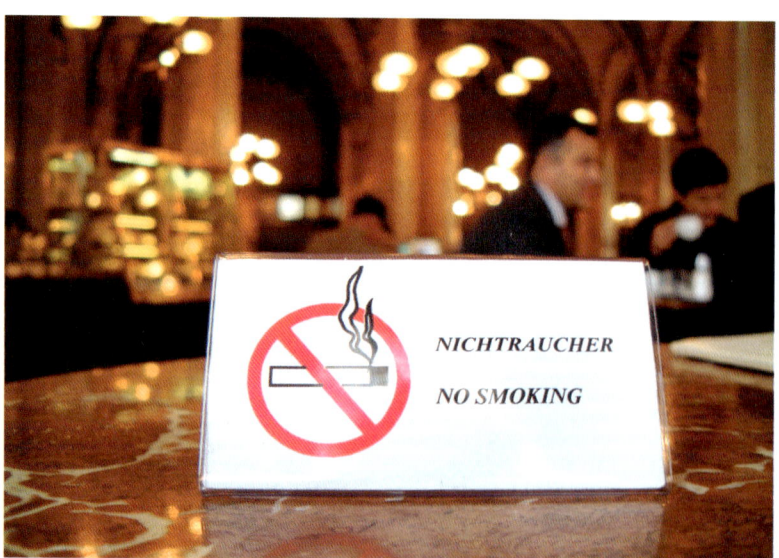

soll eine Trennung zwischen Raucher- und Nichtraucherbereichen im Verhältnis 50:50 eingeführt werden. Für kleinere Betriebe ist eine Wahlmöglichkeit zwischen Nichtraucher- und Raucherlokalen angedacht. In der Koalitionsverhandlung im Dezember 2006 einigten sich die Parteien SPÖ und ÖVP darauf, dass Nichtrauchen in Lokalen künftig die Norm sein solle, Rauchen soll nur noch in Nebenzimmern gestattet sein. Details wurden noch nicht ausgehandelt.

Schulische Einrichtungen und andere Institutionen, in denen Kinder oder Jugendliche beaufsichtigt, aufgenommen oder beherbergt werden, müssen rauchfrei sein. Explizite Raucherräume sind nicht erlaubt.

In Kranken- und Kureinrichtungen legt die Anstaltenordnung fest, in welchen Bereichen das Rauchen erlaubt ist.

Auch am Arbeitsplatz ist der Nichtraucherschutz gesetzlich geregelt. Paragraf 30 des Arbeitnehmerschutzgesetzes sieht vor, dass „Arbeitgeber dafür zu sorgen haben, dass Nichtraucher vor den Einwirkungen von Tabakrauchen am Arbeitsplatz geschützt sind, soweit dies nach Art des Betriebes möglich ist". Wenn Raucher und Nichtraucher gemeinsam in einem Arbeitsraum tätig sein müssen, ist das Rauchen am Arbeitsplatz verboten. Durch geeignete technische oder organisatorische Maßnahmen sei dafür zu sorgen, dass in

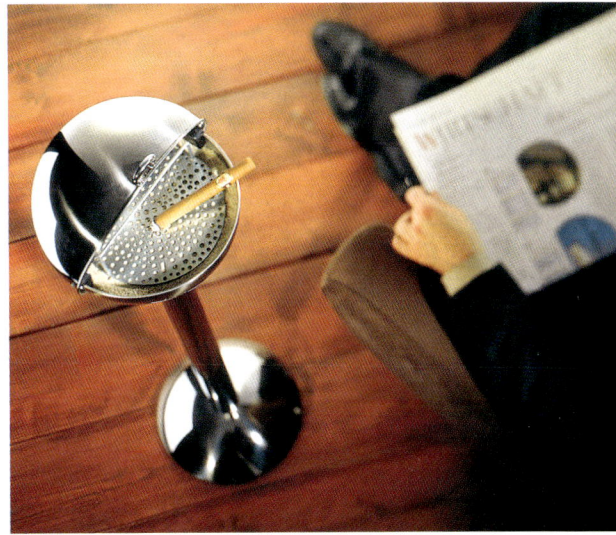

den Aufenthaltsräumen und Bereitschaftsräumen Nichtraucher vor Tabakrauch geschützt sind.

Im Tabakgesetz wurde die Verpflichtung zur deutlichen Kennzeichnung der Rauchverbote in den unter das Rauchverbot fallenden Räumen verankert. Die Nichteinhaltung der Ausschilderungspflicht von Rauchverboten stellt eine Verwaltungsübertretung dar, die mit einer Geldstrafe geahndet wird. Aber: Von Sanktionen bezüglich des Verstoßes gegen die tabakgesetzlichen Rauchverbotsbestimmungen wurde vorerst abgesehen.

Nichtraucherschutz in der Schweiz

Der Tabakkonsum in der Schweiz sinkt kontinuierlich – zwischen den Jahren 2001 und 2006 um

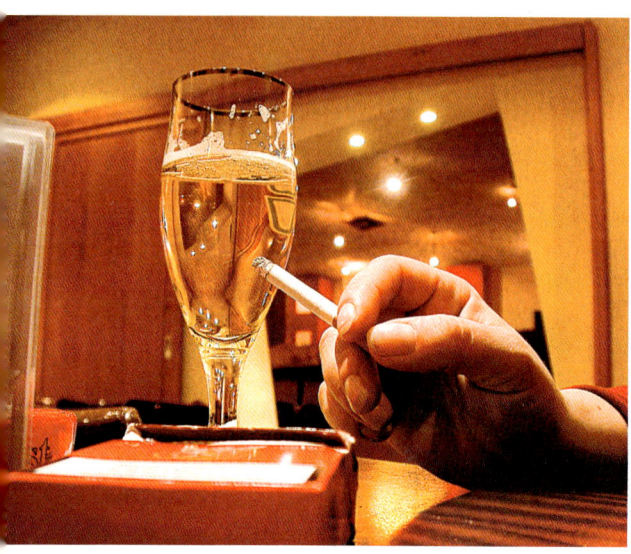

plettes Rauchverbot für alle öffentlichen Gebäude. Weiterhin wurde beschlossen, dass ab dem 12. April 2006 in Tessins Restaurants, Bars und Cafés auch nicht mehr geraucht wird.

Als zweiter Kanton folgte Bern dem Beispiel Tessins. Seit September 2006 gilt auch hier Rauchverbot in allen Restaurants, Cafés und Bars. Im Kanton Solothurn wurde im November 2006 ebenfalls ein Rauchverbot in allen öffentlichen Räumen beschlossen.

In den übrigen Kantonen liegen Gesetzesentwürfe vor oder aber die Forderung nach Rauchverboten wird immer lauter.

Merke
In der Schweiz gibt es einen relativ weitreichenden Nichtraucherschutz. In einigen Kantonen gilt bereits Rauchverbot in Cafés, Restaurants und Kneipen.

vier Prozent. Doch ist er mit 29 Prozent Rauchern immer noch auf einem hohen Niveau und weit weg von der Zielvorgabe der Tabakprävention. Der Anteil der Raucher soll bis auf 20 Prozent gesenkt werden.

Am 12. Oktober 2005 erließ als erster Kanton das Tessin ein kom-

Öffentliche Verkehrsmittel sowie Bahnhofshallen sind seit dem 11. Dezember 2005 in der ganzen Schweiz rauchfrei. Dies gilt auch für internationale Züge, wenn sie in die Schweiz fahren und international verkehrende Züge mit Schweizer Rollmaterial im Ausland.

Die Kampagne „BRAVO"

Das Schweizer Bundesamt für Gesundheit (BAG) führt im Rahmen eines nationalen Tabakpräventionsprogramms von 2001 bis 2008 eine Informations- und Sensibilisierungskampagne durch.

Ziele:
- Wissensziele: Die Schweizer Bevölkerung soll Beispiele kennen, die zeigen, wie rauchfreier öffentlicher Raum und somit Schutz vor Passivrauchen erfolgreich umgesetzt wurden.
- Einstellungsziele: Die Tabakprävention wird als gewinnbringend, sympathisch und als attraktiver Trend wahrgenommen.

- Verhaltensziele: Die Beispiele der Kampagne sollen überzeugen und motivieren, Ähnliches umzusetzen. Durch die BRAVO-Kampagne soll die Problematik des Passivrauchens weiterhin diskutiert werden.

Die strategische Konzeption umfasst drei Stadien:
- Die Jahre 2001 bis 2003 als Phase der Problemerkennung mit der Kampagne „Rauchen schadet": Das Ziel war, dass die Bevölkerung sich der Tragweite des Tabakproblems bewusst wird. Es zeigte sich, dass Rauchen und Passivrauchen im Jahr 2001 noch immer als normales, alltägliches Verhalten hingenommen und kaum hinterfragt wurde. Deswegen wurde eine Strategie gewählt, die die Priorität auf die Problemerkennung setzte. Dementsprechend entstand eine Informationskampagne, in der sachlich die neuesten wissenschaftlichen Fakten zu den Gesundheitsrisiken des Tabakkonsums geklärt wurden.
- Die Jahre 2004 und 2005 als Phase des Einstellungswandels mit der Kampagne „Uns stinkt's!": Hier wurde der Fokus auf das Passivrauchen gelegt. Einer Umfrage zum Tabakkonsum zufolge war sich noch immer die Hälfte der Befragten nicht bewusst, dass auch regelmäßiges Passivrauchen tödliche Auswirkungen haben kann. Zudem fühlte sich laut dieser Umfrage die absolute Mehrheit der Nichtraucher durch den Tabakrauch belästigt. Als Tabu galt jedoch weiterhin, den Rauchenden direkt darauf anzusprechen. Diese Kampagne machte die Meinung einer großen Mehrheit sichtbar und forderte gleichzeitig die Öffentlichkeit auf, sich für das Recht auf rauchfreie Luft einzusetzen.
- Das Jahr 2006 als Phase der Bestätigung mit der Kampagne „BRAVO – weniger Rauch, mehr Leben!": Im fünften Jahr erfuhr die Kampagne einen markanten Wandel. Die Tabakprävention der letzten Jahre hatte einiges bewegt, was sich bis heute in einem veränderten Alltag wiederfindet. Die Kampagne zeigte anhand von authentischen Beispielen aus der Schweizer Bevölkerung, dass es möglich ist, rauchfreie öffentliche Räume zu schaffen.
- Die Jahre 2007 und 2008 mit der Fortführung der Kampagne „BRAVO – weniger Rauch, mehr Leben!": Der Tabakkonsum in der Schweiz sinkt kontinuierlich, ist aber immer noch auf einem hohen Niveau. Im Jahr 2007 thematisierte die Kampagne die Etappenerfolge und zeigte die vielen Bereiche, in denen Nichtrauchen nur sehr langsam zur Norm wird. Beispiele aus der Hotellerie, Kultur, von Medienunternehmen und dem Vereinsleben machen deutlich, dass Tabakprävention überall gewinnbringende und lebensbejahende Wirkung hat und es sich lohnt mitzumachen. Erneut kommuniziert die Kampagne positiv, zeigt neue Erfolge und festigt den Paradigmenwechsel.

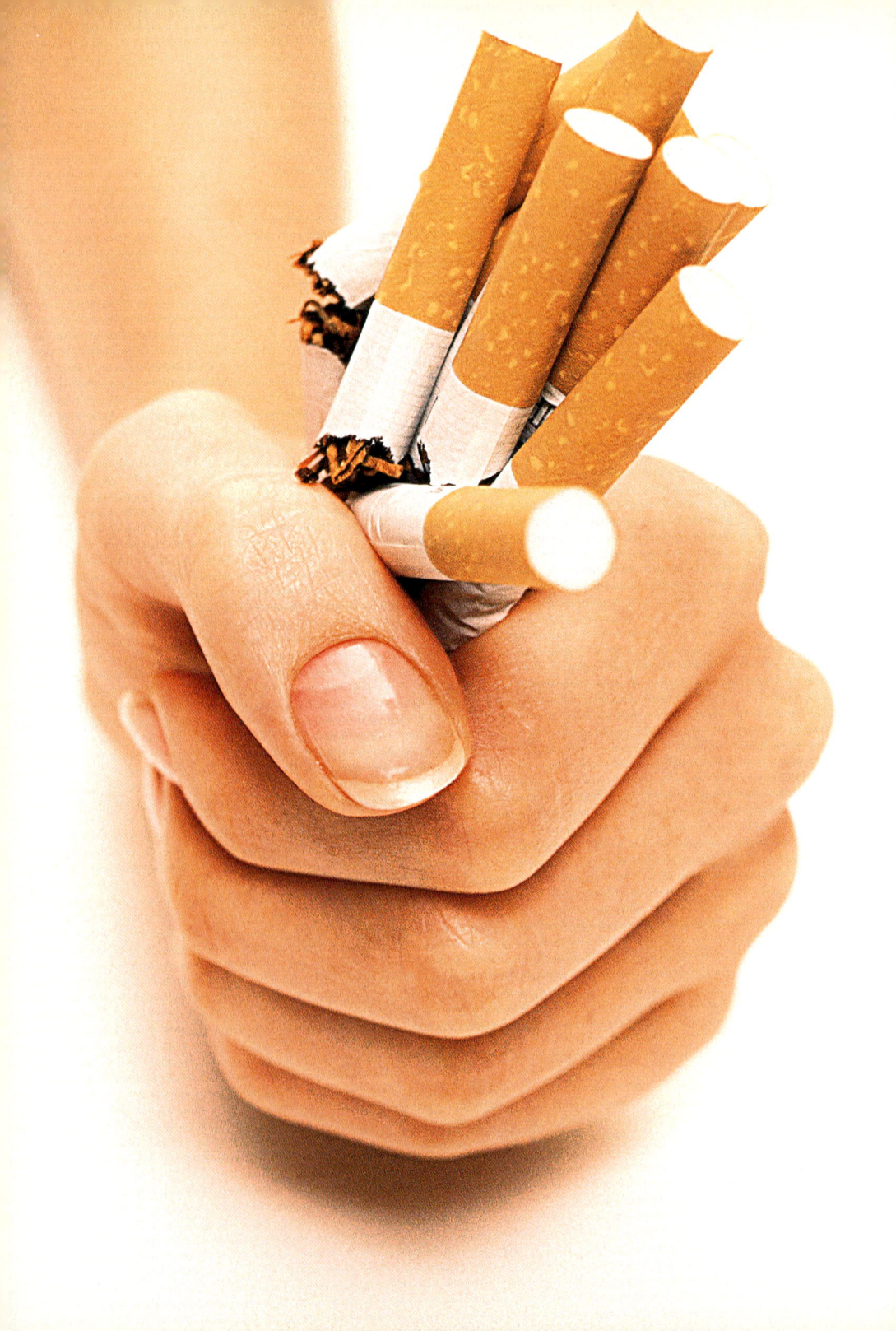

Ausstiegs-möglichkeiten

Eine Frage, die viele Raucher beschäftigt, ist, wie Sie am einfachsten wieder „Frischluftatmer" werden und auch dauerhaft bleiben können, wie Sie aufhören können, ohne die lästigen Entzugserscheinungen, ohne dieses Gefühl, auf etwas „verzichten" zu müssen. Menschen sind verschieden, und so gibt es auch unterschiedliche Möglichkeiten, mit dem Rauchen wieder aufzuhören. In diesem Kapitel wird die einfachste und effektivste Methode ausführlich vorgestellt: die sogenannte Schlusspunktmethode. Sie basiert darauf, eine Entscheidung zu treffen und mit den richtigen Gedanken den richtigen Weg zu beschreiten. Freuen Sie sich darauf!

Die Schlusspunktmethode

Was bedeutet „Schlusspunktmethode"? Es bedeutet, dass Sie für sich persönlich die Entscheidung treffen, mit dem Rauchen aufzuhören. Sie setzen für sich einen Zeitpunkt fest, an dem Sie die letzte Zigarette rauchen. Danach rauchen Sie nicht mehr und fangen auch nicht an, Nikotin in irgendeiner anderen Art und Weise zu sich zu nehmen, z. B. in Form von Kaugummis, Pflastern oder Ähnlichem. Die Schlusspunktmethode ist eine sehr einfache und effektive Möglichkeit, für immer mit dem Rauchen aufzuhören.

Vergessen Sie das Schmachtgefühl!

Das Schmachtgefühl nach einer Zigarette, dieses Leeregefühl, das Sie spüren, wenn Sie länger nicht geraucht haben und sich nach dem nächsten Glimmstängel sehnen, kennen nur Raucher. Der Nikotinpegel ist dann so weit gesunken, dass der Körper nach dem Gift verlangt und fordert, die Speicher wieder aufzufüllen. Rauchen Sie noch einmal eine Zigarette. Ihr Nikotinpegel steigt

Merke
Erst, wenn Sie die Sucht von sich aus loslassen, lässt die Sucht auch Sie los.

Merke
Nur Raucher
kennen das
Schmachtgefühl
nach einer
Zigarette.

nun auf 0,8 Milligramm an. Sie haben das Gefühl, sich „komplett" zu fühlen. Dann wird das Nikotin langsam abgebaut und abtransportiert. Nach einiger Zeit signalisiert der Körper, dass er wieder Nikotin benötigt. Dieses Gefühl werden Sie wahrscheinlich nach 45 bis 90 Minuten zum ersten Mal richtig spüren.

Ablenkung ist der erste Schritt
Normalerweise würden Sie in dem Moment, in dem das Schmachtgefühl einsetzt, zur Zigarette greifen, um den Nikotinpegel wieder auf 100 Prozent anzuheben und das Leeregefühl zu beseitigen. Aber genau das machen Sie dieses Mal nicht! Sie rauchen nicht! Sie lassen Ihren Körper immer und immer mehr von dem Giftstoff Nikotin abbauen.

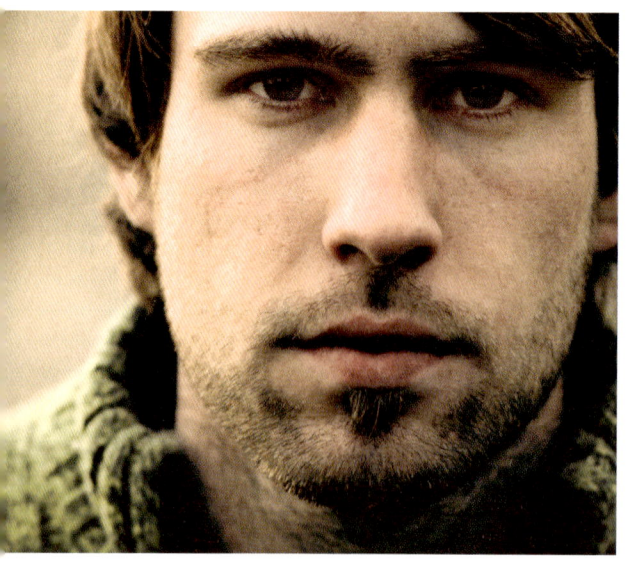

Entzugserscheinungen

Sie fragen sich vielleicht: Aber was mache ich denn mit den schrecklichen Entzugserscheinungen? Seien Sie ehrlich zu sich selbst: Sind diese Gefühle denn wirklich so schlimm? Wenn Sie nach einer Zigarette schmachten, haben Sie dann Schmerzen und fühlen sich richtig schlecht? Nein! Es ist lediglich ein harmloses Schmachtgefühl, Sie fühlen sich nicht ganz komplett, irgendetwas fehlt. Aber es tut nicht weh und wirklich schlimm ist es auch nicht.

Nach etwa zwölf Stunden ist das „Schlimmste" überstanden. Denn schon nach dieser kurzen Zeit fängt der Körper an, relativ deutlich zu reagieren, wenn Sie wieder mit dem Rauchen anfangen würden. Die Nerven haben sich schon verändert und gleichen langsam wieder den gesunden Zellen.
Nach etwa zwei Wochen ist Ihr Körper komplett nikotinfrei, d. h., nach dieser Zeit verlangt Ihr Körper nicht mehr nach Nikotin. Die meisten Exraucher sagen sogar, dass sie nach drei bis vier Tagen schon nichts mehr gespürt haben.

Machen Sie sich klar: Das Schmachtgefühl an sich ist harmlos. Es schmerzt nicht, es ist lediglich etwas unangenehm. Aber wie ist es möglich, dass ein solch unbedeutendes Gefühl dazu führt, dass man meint, nicht länger ohne Zigarette sein zu können?

Die Erklärung ist ganz einfach: Man steigert sich in dieses Gefühl mit aller Gedankenkraft hinein, beschäftigt sich so intensiv damit, dass nur noch das Verlangen nach einer Zigarette das Denken beherrscht.

Wie sollte man also in einer solchen Situation handeln? Anhand des folgenden Beispiels werden Sie gleich verstehen, wie Sie weiter vorgehen sollen.

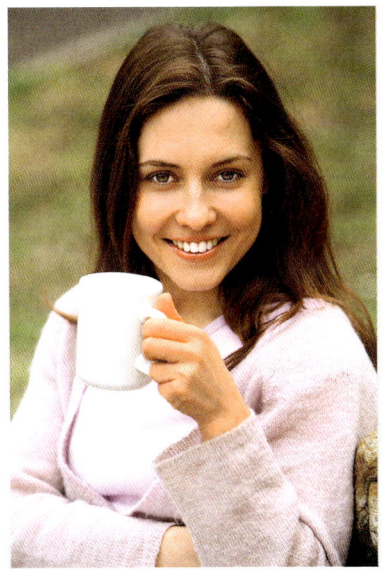

Beispiel: Stellen Sie sich vor, Sie haben furchtbaren Liebeskummer, Ihr Herz tut Ihnen weh und Sie leiden sehr. Was tun Sie, um sich wieder aufzumuntern? Stellen Sie Fotos von Ihrem letzten gemeinsamen Urlaub auf den Schreibtisch und hören Sie „Ihr gemeinsames Lied", um sich damit wohler oder besser zu fühlen? Nein, natürlich nicht! Damit würden Sie ja immer und immer wieder daran erinnert werden, was Ihnen fehlt. Und es würde Ihnen damit nicht besser gehen, sondern Sie sogar noch trauriger stimmen. Um sich aufzumuntern und abzulenken, räumen Sie alle Fotos beiseite, treffen Freunde, sehen sich eine lustige Komödie im Kino an oder lesen einen spannenden Thriller.

Beim Rauchen ist es genauso wie in dem beispielhaften Fall. Fangen Sie nicht an, sobald das Schmachtgefühl einsetzt, sich auf dieses Gefühl zu konzentrieren und intensiv darüber nachzudenken, wie schlimm es doch ist und wie sehr Sie sich nach einer Zigarette sehnen, wie gut diese Ihnen jetzt tun würde.

Nein, lenken Sie sich ab! Machen Sie sich bewusst, dass dieses Gefühl so minimal ist, dass Sie seit Jahren jede Nacht einen kleinen Entzug durchmachen, den Sie noch nicht einmal spüren. Freuen Sie sich darüber, dass dieses Schmachtgefühl jeden Tag weniger wird. Denn genau dadurch werden Sie frei und gesund.

Sie können sich ganz einfach mit allen möglichen Dingen des Alltags ablenken:

Merke
Der sicherste Weg, das Schmachtgefühl loszuwerden, ist, sich abzulenken.

- Trinken Sie ein Glas Wasser.
- Nehmen Sie dieses Buch zur Hand und lesen Sie ein paar Zeilen darin.
- Blättern Sie in einer Zeitschrift und lesen Sie einen spannenden Artikel.
- Schauen Sie sich den schönen Himmel an.
- Freuen Sie sich über ein gemaltes Bild Ihres Kindes.
- Beobachten Sie andere Raucher, die ihren Nikotinpegel immer wieder auf 0,8 Milligramm erhöhen müssen und die nicht verstehen, was sie da gerade tun.

Denken Sie immer daran: Sie geben nicht etwas Gutes oder gar Wichtiges auf. Mit dem Rauchen hören Sie vielmehr mit einer teuren und schädlichen Sucht auf, Sie befreien sich davon!

Kennen Sie den Ausspruch: „Du darfst unter keinen Umständen an einen rosaroten Elefanten denken!"? Und schon sehen Sie einen rosaroten Elefanten vor Ihrem inneren Auge. Das Gehirn streicht einfach das Wort „kein", und man sieht den rosaroten Elefanten bildlich vor sich. So ist es auch mit den Zigaretten. Also: Setzen Sie sich nicht mit dem Gedanken unter Druck „Ich darf nicht an Zigaretten denken"!

Besser wäre es, Sie sagen sich: „Rauchen kann ich in zehn Minuten auch noch!" Und dann führen Sie Ihre Tätigkeit fort. Viel später werden Sie merken, dass das Gefühl, rauchen zu müssen, einfach weg ist und dass viel mehr als nur zehn Minuten vergangen sind.

Denken Sie vor allem immer daran: In etwa zwei Wochen ist Ihr Körper komplett frei von Nikotin und hat dann auch kein Verlangen mehr danach. Ist das nicht ein schöner Gedanke?

Umgang mit Konditionierungen

Bitte nehmen Sie nun das Blatt Papier „Meine liebsten Rauchsituationen" zur Hand, das Sie vor einiger Zeit ausgefüllt haben. All diese Situationen haben Sie in den letzten Jahren, vielleicht so-

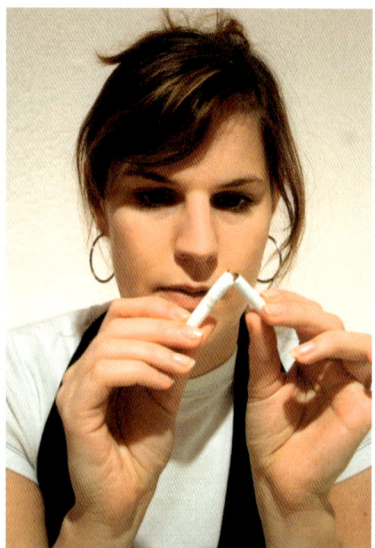

gar Jahrzehnten, immer mit einer Zigarette erlebt. So ist es für Sie zur Normalität geworden, zu einer Tasse Kaffee oder beim Warten auf den Bus eine Zigarette anzuzünden. Sie haben sich dieses Verhalten antrainiert und Ihre ganz persönlichen Reiz-Reaktions-Verknüpfungen immer fester in Ihr Leben integriert.

Wie gehen Sie jetzt damit um? Ganz einfach. Sie konditionieren sich um. Fangen Sie an, all die Situationen ohne Zigarette zu erleben. Und zwar bewusst! Dies soll an folgendem Beispiel verdeutlicht werden.

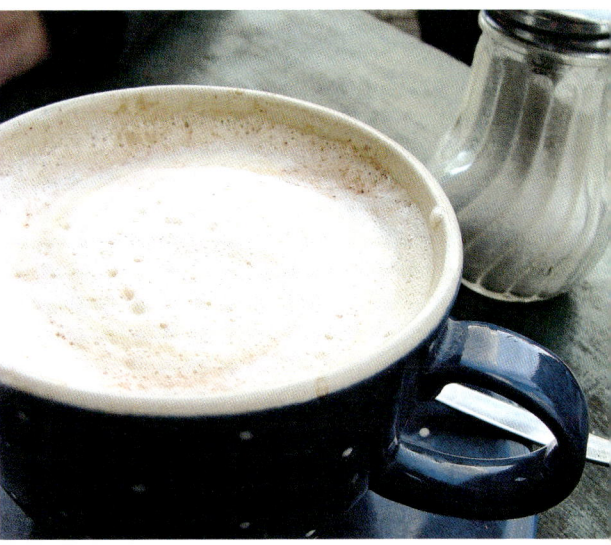

Beispiel: Wenn Sie bisher immer eine Zigarette zum Kaffee geraucht haben, trinken Sie weiterhin den Kaffee, aber rauchen Sie ganz bewusst keine Zigarette dazu. Sagen Sie sich: „Irgendwann habe ich das erste Mal einen Kaffee getrunken und dazu geraucht. Das habe ich dann so viele Male wiederholt, bis ich im Kopf die Verbindung hatte: Immer wenn ich einen Kaffee trinke, rauche ich auch eine Zigarette. Und nun trinke ich eine Tasse Kaffee, weil ich einen Kaffee trinken will. Ich rauche aber keine Zigarette dazu, weil ich das nicht will."

Verhalten Sie sich in allen Situationen, in denen Sie immer aus Gewohnheit eine Zigarette geraucht haben, wie in dem obigen Beispiel: die Zigarette nach dem

Essen, im Stau, die erste morgens, die zur Belohnung, die am PC, die nach dem Hobby, die beim Lesen, die beim Sonnen, die in der Pause, die zum Gläschen Wein, die in geselliger Runde etc.

Wichtig ist dabei vor allem: Fangen Sie nicht an, Ihre persönlichen Rauchsituationen zu vermeiden und ein einsames genussloses Leben zu führen. Hierzu auch wieder ein Beispiel.

Beispiel: Sagen Sie sich nicht: „Es wird mir schwerfallen, in geselliger Runde nicht zu rauchen. Also gehe ich die nächsten drei Monate nicht mehr aus." Was passiert dann? Sie verzichten auf einen wichtigen Teil Ihres Lebens, den Sie bald vermissen werden – auf das Treffen mit Freunden, mit Bekannten, die so-

Merke
Verzicht auf angenehme Tätigkeiten und Situationen, in denen Sie früher geraucht haben, bringt nur Frust.

Viele Situationen haben Sie in den letzten Jahren immer mit einer Zigarette erlebt. Fangen Sie nun an, all die Situationen ohne Zigarette zu erleben. Und zwar bewusst!

zialen Kontakte. Und dann kommt natürlich die falsche Erkenntnis: „Ich wusste es doch, Nichtrauchen macht ungesellig, ich habe keinen Spaß mehr im Leben, seitdem ich mit dem Rauchen aufgehört habe – das sagen mir auch schon alle meine Freunde."

Gehen Sie vielmehr weiter wie gewohnt aus. Sagen Sie sich aber vorher immer: „Für mich war es in den letzten Jahren ganz normal auszugehen und zu rauchen. Ab heute gehe ich aus, weil ich unter Menschen sein will, weil ich meine Freunde treffen möchte, weil ich gern mit anderen Personen rede - und nicht, um zu rauchen!"

Kennen Sie Edward Bernays?

In den 1950er-Jahren war das Rauchen hauptsächlich bei Männern schick, nicht aber bei Frauen. Die Tabakindustrie wollte nun einen Weg finden, das Produkt „Zigarette" auch beim weiblichen Geschlecht gut zu platzieren. Hierfür engagierte sie den Werbefachmann Edward L. Bernays, der daraufhin zwei sehr interessante Werbeslogans kreierte: „Rauchen desinfiziert" und „Rauchen macht schlank". „Rauchen macht schlank" hält sich bis heute hartnäckig in den Köpfen, wohingegen „Rauchen desinfiziert" sich nie hat durchsetzen können.

Ähnlich verhält es sich mit den Pausen. Natürlich machen auch Nichtraucher Pausen! Nur ist das irgendwie in Vergessenheit geraten. Machen Sie bitte weiterhin Pausen – nur rauchen Sie nicht in den Pausen!

Entknüpfen Sie auf diese Weise alle Situationen, in denen Sie geraucht haben. Vieles wird Ihnen ungewohnt oder sogar komisch vorkommen. Genießen Sie das Gefühl! Sie machen spannende neue Erfahrungen. Und bald werden Sie alle Situationen ohne zu rauchen genießen!

Gewicht

Viele Raucher haben Angst, zuzunehmen, wenn sie mit dem Rauchen aufhören. Woher rührt diese Angst? Jeder kennt jemanden, der zugenommen hat, als er aufgehört hat zu rauchen. Und jeder kennt jemanden, der daraufhin wieder mit dem Rauchen angefangen hat. Aber nur ganz wenige kennen jemanden, der daraufhin seine Pfunde wieder losgeworden ist.

Wenn Rauchen wirklich schlank machen würde, dürfte es nur schlanke Raucher geben. Sieht aber so die Realität aus? Haben alle Raucher Modellmaße? Können Raucher essen, was sie wollen, ohne zuzunehmen, da sie ja die Wunderwaffe des Rauchens haben? Nein, eindeutig nicht! Sonst könnte das Rauchen ja als

medizinisches Mittel gegen Über-
gewicht genutzt werden.

Schmachtgefühl und Hunger
Was meinen Sie, macht Fernsehen dick? Einige werden direkt
denken: „Na klar, Fernsehen
macht dick!" Andere werden sagen: „Nein, nicht das Fernsehen
macht dick, sondern die Chips, die
Schokolade, das Bier, die Limona-
de, die man dazu konsumiert, sowie das andauernde Sitzen und
die Bewegungslosigkeit!"
Genauso ist es – auch beim Rauchen! Wenn Sie die nachfolgenden Tipps beachten und für sich
umzusetzen versuchen, werden
Sie nicht an Gewicht zunehmen
und weiterhin auch ohne Zigaretten Ihre Figur behalten!
Sie haben den Satz wahrscheinlich schon oft bei anderen gehört:
„Seit ich mit dem Rauchen aufgehört habe, habe ich ständig Hunger!" Nur, ist es tatsächlich Hun-

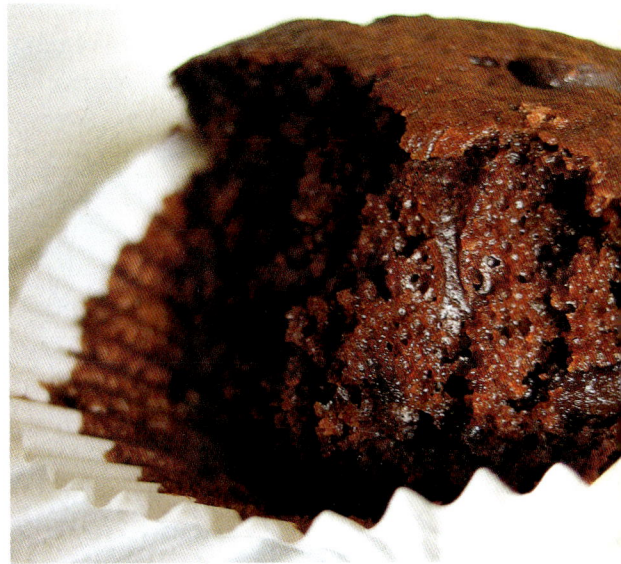

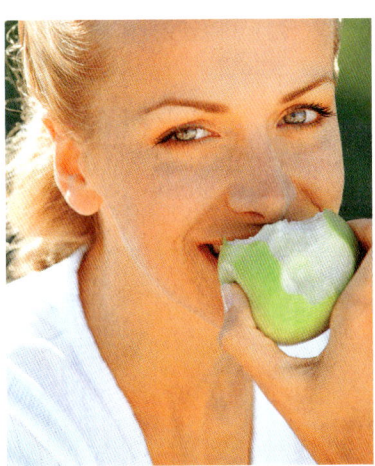

ger, was man da fühlt? Was empfindet man, wenn es langsam Zeit
für das Mittagessen ist, wenn der
Hunger kommt? Es fühlt sich an
wie eine Art Leeregefühl im oberen
Bauchbereich. Und wie fühlt sich
die Schmacht nach Nikotin an?
Fast genauso! Die beiden Gefühle
sind sich nämlich sehr ähnlich!
Verwechseln Sie in nächster Zeit
also nicht das Schmachtgefühl
mit Hunger! Essen Sie genauso
wie vor dem Aufhören: Wenn Sie
morgens bis jetzt nur eine Schei-
be Vollkornbrot gegessen haben,
verzehren Sie jetzt nicht drei, be-
stand Ihr übliches Mittagessen
aus einem Salat mit Schafskäse,
sollten Sie auch als Nichtraucher
kein Schnitzel mit Pommes be-
stellen. Fangen Sie jetzt nicht mit
zusätzlichen oder anderen Gerich-

Merke
Hunger und das
Schmachtgefühl
nach Zigaretten
ähneln sich. Also
verwechseln Sie
es nicht!

Merke
Nicht das Auf-
hören mit dem
Rauchen macht
dick, sondern ein
verändertes
Essverhalten!

Merke
Nichtrauchen
setzt Energien
frei, die Sie nut-
zen sollten –
z. B. um Sport zu
treiben!

ten an, und konsumieren Sie nicht irgendeinen „Ersatz" wie Bonbons oder andere Süßigkeiten!

So umgehen Sie „Gefahren"
Gewisse Gefahren werden natürlich auf Sie zukommen. Sie erhalten, wenn Sie aufhören zu rauchen, zwei Sinne zurück, d. h., Sie werden wieder besser riechen und schmecken können. Und wie ist es, wenn etwas besser riecht und besser schmeckt? Ganz klar, man möchte mehr davon! Genießen Sie deshalb das besser schmeckende Essen bewusst und langsam und nicht mit einer doppelten Portion auf dem Teller.
Beginnen Sie Ihr Leben als Nichtraucher auch nicht mit dem Hintergedanken: „Na ja, wenn ich fünf Kilo mehr auf der Waage habe, darf ich mit dem Rauchen wieder anfangen. Dann versteht es jeder. Es wird mir ja keiner zumuten wollen, dick zu sein." Denken sie

daran: Sie werden nicht wieder abnehmen, nur weil Sie erneut mit dem Rauchen beginnen. Nein, Sie werden erst dann abnehmen, wenn Sie wieder weniger essen.

Werden Sie aktiv!
Als Nichtraucher haben Sie bis zu 30 Prozent mehr Sauerstoff im Blut, da die normalerweise von Nikotin besetzten roten Blutkörperchen wieder frei geworden sind. Nutzen Sie diese neu gewonnene Energie und bewegen Sie sich! Laufen Sie abends eine Runde um den Block. Benutzen Sie die Treppe, anstatt Rolltreppe oder Lift. Fangen Sie einen Tanzkurs an. Gehen Sie zum Volleyball. Machen Sie das, worauf Sie Lust haben! Und als „Frischluftatmer" macht Sport noch viel mehr Spaß – denn Sie müssen sich nie mehr Gedanken machen, ob in der Tanzschule Rauchen erlaubt ist, ob auf der langen Fahrradtour auch genügend

Nikotin und Stoffwechsel

Raucher verbrennen pro Tag etwa 200 Kalorien mehr als Nichtraucher. Kein Wunder, wenn man bedenkt, dass der Körper den ganzen Tag mit den negativen Folgen des Rauchens und deren Beseitigung belastet ist: Nikotinabbau, Entzündungsprozesse, Herzrasen, Muskelerregung, Verdauungsbeschleunigung, Chemikalienbeseitigung und so weiter. Sobald man mit dem Rauchen aufhört, verlangsamt sich also vorübergehend der Stoffwechsel. Nach wenigen Monaten reguliert sich der Prozess aber wieder, und der Stoffwechsel arbeitet auf normalem Niveau. Kurzfristig kann dies eine Gewichtszunahme von zwei bis drei Kilogramm zur Folge haben. Doch hierfür gibt es Gegenstrategien: gesundes und vollwertiges Essen und viel Bewegung!

Gewichtsprobleme?

- Essen Sie nicht, wenn Sie Lust auf eine Zigarette verspüren.
- Bewegen Sie sich ausgiebig.
- Trinken Sie viel Wasser oder ungezuckerte Getränke!
- Ernähren Sie sich gesund: viel Obst und Gemüse, Ballaststoffe und fettarme Kost.
- Vermeiden Sie Zucker oder Weißmehlprodukte.

Zigarettenpausen eingelegt werden oder ob sie auf dem langen Spazierweg an einem Zigarettenautomaten vorbeikommen.

Ohne Wehmut die letzte Zigarette

Treffen Sie eine klare Entscheidung!
Stellen sie sich die folgenden Fragen: „Was will ich in meinem Leben? Will ich weiter rauchen mit dem klaren Wissen, dass ich süchtig bin, sowohl körperlich als auch psychisch, dass ich mit lauter unsinnigen Reiz-Reaktions-Verknüpfungen lebe, die mir die Werbung tagtäglich einimpft, damit ich immer eine gute Ausrede parat habe, warum ich genau jetzt rauchen darf? Will ich weiter der Industrie und dem Staat Unmengen an Geld schenken, also andere reich machen für ein Produkt, das mich wiederum krank macht oder sogar tötet? Ist es das, was ich in meinem Leben will? Oder will ich frei und gesund sein und ein schönes, langes Leben haben?"

Entscheiden Sie sich – und dann rauchen Sie noch einmal in Ruhe und ganz für sich Ihre letzte Zigarette. Verabschieden Sie sich bewusst von der Zigarette. Spüren Sie noch mal den Qualm, die ganzen Chemikalien, die in dem Glimmstängel enthalten sind, das ganze Lügenkonstrukt, das eine Industrie über Generationen hinweg aufgebaut hat.
Und dann richten Sie Ihre Gedanken darauf, was alles besser wird in Ihrem Leben, darauf, wie schön es werden wird, ein glücklicher Mensch zu sein, ohne rauchen zu müssen.

Merke
Ihre Entscheidung, nicht mehr zu rauchen, muss klar und bewusst sein. Treffen Sie diese jetzt – und rauchen Sie noch eine letzte Zigarette.

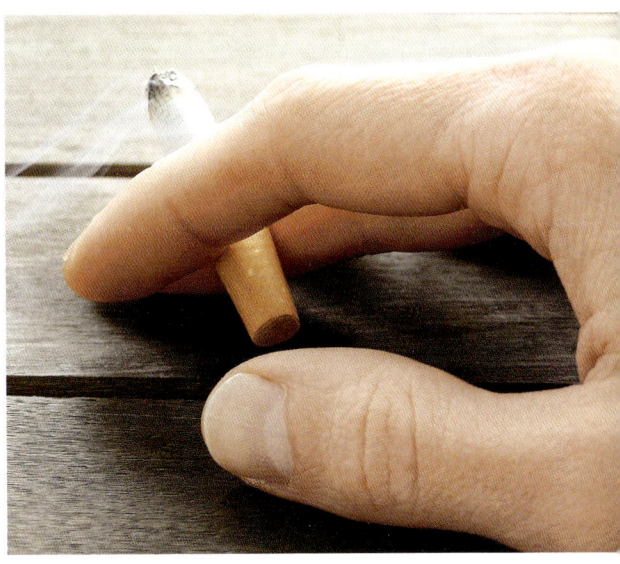

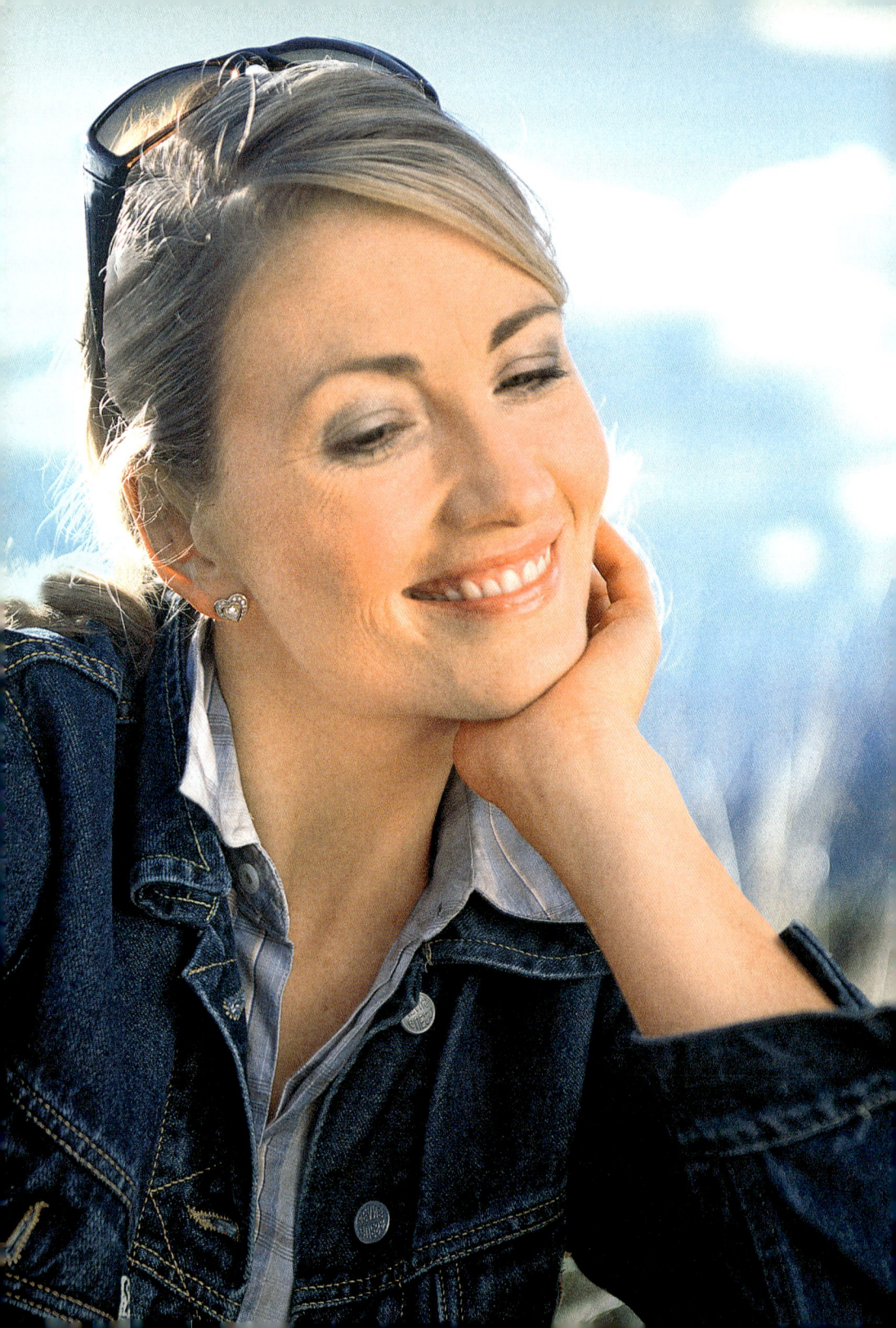

Dauerhaft Nicht-raucher bleiben

Herzlichen Glückwunsch zu Ihrer Entscheidung, mit dem Rauchen aufzuhören! Sie sind jetzt bereits „Frischluftatmer", denn Sie haben sich dazu entschieden. Wie am Anfang des Buchs versprochen, wird Ihnen nun die Frage gestellt: „Sind Sie Nichtraucher?" Sie sind es und können diese Frage eindeutig mit einem glücklichen „Ja" beantworten!
Freuen Sie sich über Ihr neues Leben als „Frischluftatmer", freuen Sie sich darüber, dass Sie sich nicht mehr innerlich vergiften müssen. Mit diesen positiven Gedanken und den nachfolgenden Informationen wird Ihnen das endgültige Aufhören Spaß machen!

Der Körper stellt sich um

Ihr Körper wird in den nächsten Tagen komplett nikotinfrei werden. Vielleicht spüren Sie in dieser Zeit hin und wieder noch das Schmachtgefühl. Es tut nicht weh, es zeigt nur an, dass der Körper manchmal noch gern seine Dosis Nikotin hätte. Da Ihnen jetzt aber klar ist, dass dieser Zustand nur konditioniert ist und Sie eigentlich auch ganz ohne diese Zwänge leben können, beachten Sie das Gefühl nicht weiter.
Psychologisch gesehen werden Sie die Gedanken an die Zigarette umso schneller verlieren, je öfter Sie eine Situation ohne Zigarette erleben und diese als positiv in Erinnerung behalten. Jedes Mal, wenn Sie dann wieder in diese Lage kommen, sehnen Sie sich nicht mehr nach einer Zigarette, sondern wissen: „Es geht mir gut auch ohne Glimmstängel!"

Vermeiden Sie die Überlegung, in wie vielen Tagen, Monaten oder gar Jahren alles wieder so ist, als ob man nie geraucht hätte. Es ist besser, das Augenmerk darauf zu richten, dass man mit der Entscheidung, mit dem Rauchen aufzuhören, körperlich jeden Tag ein Stück gesünder wird und viele Dinge des Lebens besser und schöner werden!

Zähne, Haut und Nägel

Dadurch, dass Sie jahrelang gelb-bräunliches Nikotin inhaliert haben, haben sich Ihre Zähne verfärbt. Man sieht Ihnen an, dass Sie geraucht haben. Putzen Sie ganz normal Ihre Zähne weiter. Sie werden sehr bald merken, dass diese wieder schön sauber werden. Eine professionelle Zahnreinigung beim Zahnarzt hilft, diesen Prozess zu beschleunigen. Die Haut eines Rauchers sieht meist aschfahl, alt und grau aus. Dies ist die Folge des zusätzlich inhalierten Kohlenmonoxids und des fehlenden Sauerstoffs. Als Sie noch Raucher waren, haben Sie möglicherweise sehr viel Geld für Antifaltencremes ausgegeben,

um die Auswirkungen der Sucht auf die Haut ungeschehen zu machen. Durch die Entscheidung, mit dem Rauchen aufzuhören, können Sie sich die Kosten sparen, und Ihr Gesicht wird bald wieder einen strahlenden, rosigen Teint haben!

Denn sobald Sie „Frischluftatmer" geworden sind, erhält die Haut wieder mehr Sauerstoff und erholt sich in Schichten von unten nach oben. Sie sieht innerhalb weniger Wochen wieder rosiger und gesünder aus, und man wird Ihnen bald ansehen, dass Sie Nichtraucher sind!

Zudem wird Ihre Haut wieder gut riechen und nicht wie ein alter, kalter Aschenbecher.

Die Nikotinflecken, die Sie bisher nur mit Zitronensäure von Ihren Fingern entfernen konnten, werden von allein verschwinden.

Geruchs- und Geschmackssinn

Auch der Geruchs- und Geschmackssinn kommen innerhalb kürzester Zeit zurück. Sie werden wieder den Frühling riechen können, den Duft von frisch gemähtem Gras im Sommer. Können Sie sich noch daran erinnern, wie Schnee riecht?

Genauso wird es sich mit dem Geschmackssinn verhalten. Sie werden wieder feine Nuancen heraus-

Fotobeweis

Machen Sie folgenden Versuch: Lassen Sie sich noch heute fotografieren (Damen bitte komplett ungeschminkt).
Machen Sie dann in drei Monaten ein weiteres Foto von sich und vergleichen Sie die beiden Bilder – Sie werden erstaunt sein!

schmecken können und feststellen, dass sogar Wasser ganz unterschiedlich schmecken kann.

Der Organismus

Bronchien und Lunge

Es kann sein, dass sich in den nächsten Tagen Ihr Raucherhusten ein wenig verschlimmert. Dies ist aber nicht weiter bedenklich, denn es bedeutet nur, dass die Flimmerhärchen der Atemwege sich wieder aufrichten und erneut mit ihrer Arbeit beginnen. Die Bronchien reinigen sich von all dem Schmutz und Dreck, und die Lunge scheidet vermehrt Schleim und Teer aus, wodurch sich der Atem verbessert.

Nach ein paar Tagen schon werden Sie merken, wie Sie immer besser atmen können. Es wird Ihnen leichter fallen, tief zu inhalieren und tief auszuatmen. Der Gasaustausch klappt dann wieder hervorragend, und der Sauerstoff kann endlich wieder überall dorthin gebracht werden, wo er benötigt wird. Ein schönes Gefühl! Auch die Gefahr, an einer Bronchitis oder Lungenentzündung zu erkranken, sinkt.

Herz-Kreislauf-System

Wenn Sie nicht mehr rauchen und dadurch auch kein zusätzliches Kohlenmonoxid mehr einatmen, wird das Blut dünnflüssiger und sauerstoffreicher. Die roten Blutkörperchen transportieren bald

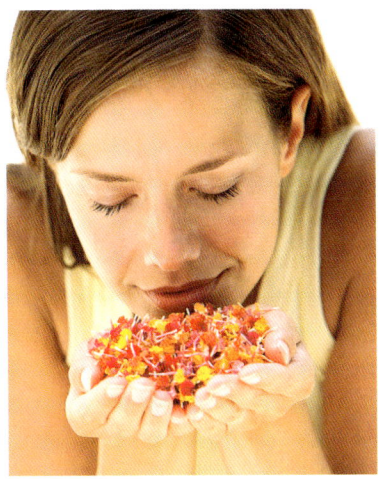

wieder die normale Sauerstoffmenge in die einzelnen Körperzellen. Die optimale Nährstoffverarbeitung ist dadurch wieder gewährleistet.

Da das dünnflüssige Blut leichter durch den Körper zirkulieren kann, muss auch das Herz nicht mehr so kräftig pumpen, um das Blut durch die Adern zu treiben. Das bedeutet, dass Ihre Kondition stetig besser wird. Sie werden schnell merken, dass Sie die Treppen einfacher hochkommen und einen stärkeren Bewegungsdrang haben.

Acht Stunden, nachdem der Raucher mit dem Rauchen aufgehört hat, herrscht wieder eine normale Sauerstoffversorgung des Bluts vor, und das Risiko, einen Herzinfarkt zu erleiden, beginnt zu sinken. Es gibt Studien, die beweisen, dass das Herzinfarkt- und Hirninfarktrisiko innerhalb von 48 Stunden um die Hälfte sinkt.

Nach einer Woche verbessern sich der Geschmacks- sowie der Geruchssinn erheblich.

Gehirn

Neben dem Vorteil, dass sich das Schlaganfallrisiko innerhalb von zwei Tagen minimiert, fühlen Sie sich zudem wacher und fitter. Der Sauerstoff kann nun auch hier seine volle Leistung erbringen. Sie werden sich zudem besser konzentrieren können.

Krebs

Es ist eine erwiesene Tatsache, dass das Rauchen Krebs fördert und bestimmte Stoffe im Tabakrauch stark krebserregend sind. Hört man mit dem Rauchen auf, fällt eine wichtige krebsauslösende Ursache weg.

Schwangerschaft und Potenz

Viele rauchende Frauen erleiden häufiger als nicht rauchende Frauen Fehlgeburten, da sich der Embryo durch das abgelagerte Kadmium nicht richtig einnisten kann und die Plazenta mangelhaft durchblutet wird. Lässt man das Rauchen sein, verbessert sich die Chance auf einen gesunden Verlauf der Schwangerschaft und wird zudem dem ungeborenen Kind

die bestmögliche Entwicklung geboten. Jeder Tag ohne Zigarette ist gut für Sie und das Kind!
Bei Männern und Frauen erhöht sich durch das Nichtrauchen die Fruchtbarkeit, und Potenzprobleme können erheblich gesenkt werden.

Geist und Gedanken

Raucher überlegen sich seit Jahren, welches der beste Weg ist, mit dem Rauchen aufzuhören. Jahrelang haben sie ein schlechtes Gewissen wegen ihrer Gesundheit. Sie leben mit einem ständigen Tauziehen im Kopf.
All diese lästigen Fragen hören jetzt auf. Das schlechte Gewissen wandelt sich in ein stolzes Gefühl, endlich die Sucht losgelassen zu haben. Man lässt einfach einen großen Druck von sich abfallen.

Zeit und Ruhe

Sie müssen als Nichtraucher Ihre täglichen Verrichtungen nicht mehr ständig unterbrechen, um zu rauchen. Mehr Zeit und innere Ruhe werden auf Sie zukommen. Wenn Sie 20 Zigaretten am Tag geraucht und pro Zigarette etwa fünf Minuten benötigt haben, werden Sie täglich eine Stunde und 40 Minuten mehr Zeit haben – für sich, Ihre Familie und Freunde, Ihre Arbeit. Durch das Weglassen des aufputschenden Nervengifts Nikotin werden Sie auch innerlich ruhiger werden.

Die Gedanken sind frei

Hört man auf zu rauchen, verlässt einen auch das ständig schlechte Gewissen und schlägt rasch um in Freude, nicht mehr rauchen zu müssen.

110

Die zehn häufigsten Rückfall-situationen

Wenn Sie durch eine der im Folgenden beschriebenen oder eine andere Situation wieder rückfällig geworden sind, beginnen Sie nicht, an sich zu zweifeln. Manchmal braucht man eben einen zweiten Anlauf.

Werfen Sie die Zigaretten einfach noch einmal weg, und lassen Sie den Körper seine Arbeit tun, damit er wieder komplett nikotinfrei wird. Achten Sie vor allem weiterhin auf Reiz-Reaktions-Verknüpfungen in Ihrem Leben!

Alkohol

Wenn man zu viel Alkohol trinkt, hat man häufig ein Gefühl des Unbekümmertseins. Man wird ein wenig mutiger, traut sich Dinge, die ohne Alkohol als schwierig empfunden werden. Manchmal ist man sogar nicht mehr in der Lage, einen klaren Gedanken zu fassen oder richtige Entscheidungen zu treffen. Gerade dieses „Mutigsein" kann dazu führen, dass man wieder zur Zigarette greift.

Durch den Alkohol sind die Nerven betäubt, und die Nikotinvergiftung wird erst verzögert spürbar. Man hat das Gefühl, das Rauchen mache einem nichts mehr aus. Und schon ist der Griff zur nächsten Zigarette vorprogrammiert – dann

noch eine und noch eine. Um nicht ständig Zigaretten schnorren zu müssen, kauft man sich bald wieder eine eigene Schachtel.

Leider bedenkt man in solchen Situationen nicht, dass der Körper genau dadurch wieder vom Nikotin abhängig gemacht wird. Und so verspürt man am nächsten Morgen unweigerlich ein leichtes Schmachtgefühl.

Wenn Ihnen das passiert, ist vor allem Folgendes wichtig: Greifen Sie nicht erneut zur Zigarette! Entscheiden Sie sich von Neuem, Nichtraucher zu bleiben. Denn jede weitere angezündete Zigarette

Merke
Vorsicht vor falschen Gedanken! Man gönnt sich nichts, wenn man raucht!

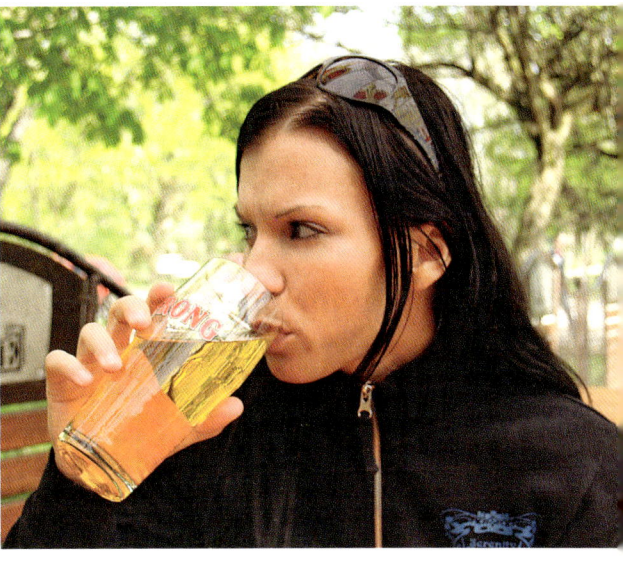

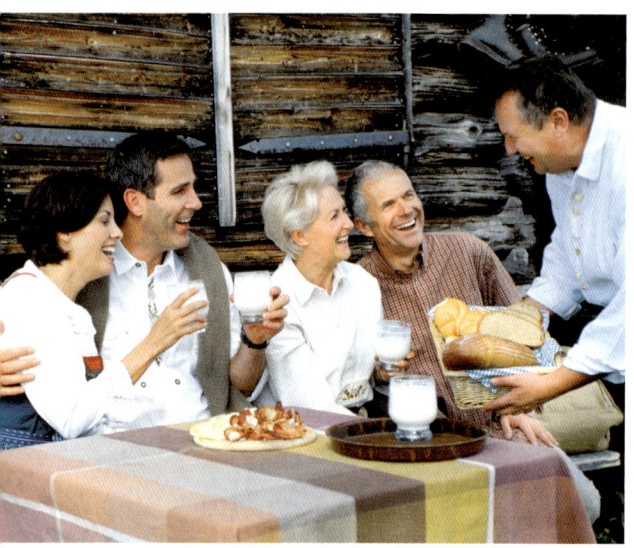

lust empfinden. Vielleicht denken Sie nämlich: „Die anderen, die gönnen sich etwas ganz Tolles."
Sie sollten sich lieber ganz bewusst fragen: „Gönnt man sich wirklich etwas Tolles, indem man sich ein Röllchen Nervengift mit Hunderten von Chemikalien in den Mund steckt und anzündet?"
Nein! Man „gönnt" sich beim Rauchen nur dann etwas, wenn der Körper vom Nervengift Nikotin abhängig ist und man dann mit der nächsten Zigarette das Schmachtgefühl loswird. Ist der Körper komplett nikotinfrei, tut man ihm nichts „Gutes" mehr mit einer Zigarette. Im Gegenteil, man verspürt Schwindel, Übelkeit und Kopfschmerzen. Und letztendlich sind es nur Ihre Gedanken, die Sie in solchen Situationen vielleicht wieder zur Zigarette greifen lassen.

Private Probleme

Ob aus heiterem Himmel oder bereits länger im Anzug: Probleme

würde dazu führen, dass Sie wieder jahrelang weiterrauchen.
Seien Sie sich im Vorhinein klar und machen Sie sich bewusst: „Wenn ich Alkohol trinke, werde ich keine Zigarette anzünden!" Durch diese Entscheidung wird es Ihnen auch nicht schwerfallen, ein oder zwei Gläschen zu trinken, ohne zur Zigarette zu greifen.

Gesellige Runde

Jahrelang war das auch für Sie eine gewohnte Situation – rauchen, wenn man mit anderen Rauchern zusammen war. Schon allein der Anblick, wie sich jemand die Zigarette in den Mund steckt, erinnert Sie daran. Mit den falschen Gedanken im Kopf könnte es in dieser Situation passieren, dass Sie das Nichtrauchen als eine Art Ver-

Die Zigarette als Erste-Hilfe-Maßnahme – eine Verknüpfung, die wahrscheinlich schon sehr alt ist, vielleicht sogar noch aus Teenagertagen.

Rauchfrei mit Freunden

Kontrollieren Sie Ihre Gedanken! Es hat nichts mit Geselligkeit zu tun, sich eine Zigarette anzuzünden. Geselligkeit bedeutet, sich mit Freunden zu treffen, unter Menschen zu gehen, Spaß zu haben, soziale Kontakte zu pflegen!

im Privatleben kommen immer unverhofft, und man ist nie darauf vorbereitet. In solchen Momenten fühlt man sich oft vollkommen allein. Traurigkeit, Wut und Stress entstehen. Und oft fällt einem in dieser Situation dann die Zigarette ein. Der „kleine Freund", der einem doch schon so oft bei Problemen geholfen hat. Und ohne wirklich darüber nachzudenken, greift man wieder zur Zigarette.

Nur leider hilft diese nicht gegen das Hauptproblem! Denn der geliebte Mensch wird dadurch nicht wieder zurückkommen, die Krankheit des Kindes sich nicht bessern oder die Kündigung nicht zurückgenommen. Dadurch, dass Sie wieder zur Zigarette greifen, schaffen Sie sich selbst noch ein zusätzliches Problem: Sie machen Ihren Körper wieder abhängig.

Treffen Sie in einer Krisensituation deshalb besser einen guten Freund, gehen Sie aus, lenken Sie sich ab, tun Sie alles, was Ihnen wirklich guttut. Aber greifen Sie nicht zur Zigarette! Und machen Sie sich bewusst: „Die Zigarette ist nur dafür da, mich wieder süchtig zu machen, und genau dadurch habe ich nicht ein Problem weniger, sondern ein Problem mehr!"

Stress bei der Arbeit

Sie haben einen stressigen Job? Sie werden von jedem gebraucht und am besten überall gleichzeitig? Ihnen schwirrt manchmal der Kopf? Oder Sie haben einen unangenehmen Kollegen, der immer versucht, Sie beim Chef anzuschwärzen? Und Sie waren es in den letzen Jahren gewohnt, sich mit der Zigarette hin und wieder eine Auszeit zu nehmen?

Betrachten Sie die geschilderten Situationen doch einmal von außen und mit dem Wissen, das Sie sich in den letzten Tagen und Wochen angeeignet haben. Natürlich ist die Arbeit unter diesen Umständen stressig, es geht Ihnen nicht gut, Sie fühlen sich ungerecht behandelt und vielleicht sogar auch regelrecht überfordert. Aber genau deshalb sollten Sie sich nicht zusätzlich belasten – beispielsweise mit dem Entzugsstress. Dieser tritt unweigerlich dann ein, wenn Sie eine Zigarette geraucht haben und dann eine bestimmte Zeitspanne vergangen

> Entkoppeln Sie Ihre Gedanken: Die Zigarette hilft Ihnen nicht weiter!

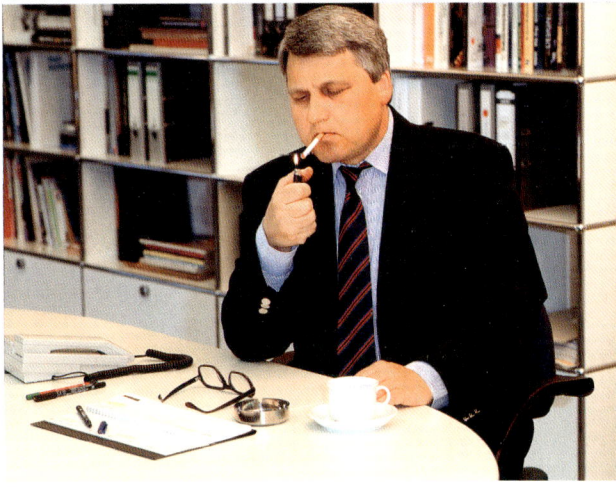

Sollte der Stress in der Arbeit überhandnehmen und Ihnen keine ruhige Minute mehr zur Entspannung lassen, sollten Sie möglicherweise – in Ruhe! – andere Konsequenzen in Erwägung ziehen.

Tief durchatmen

Was alle Menschen in stressigen Situationen tun sollten, ist: Abstand gewinnen, durchatmen, sich sammeln, um dann wieder entspannt und in Ruhe weiterzuarbeiten. Und das hat nichts mit einer Zigarette zu tun!

ist, in welcher der Körper das Nikotin wieder abgebaut hat. Aus diesem Grund haben Sie bisher in solchen Situationen immer geraucht. Und diese Zwangshandlung haben Sie mit dem Gefühl gekoppelt, sich für kurze Zeit einen Freiraum geschaffen zu haben. Wenn Ihr Körper aber nikotinfrei ist, benötigt er keine Zigaretten mehr, und Sie können in den fünf Minuten, die Ihr Kollege im Raucherzimmer verbringt, kurz

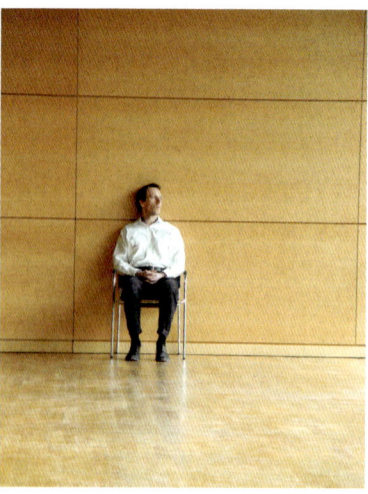

am offenen Fenster ein bisschen frische Luft schnappen, tief einatmen und entspannen oder einfach mal für zwei Minuten die Augen schließen und an gar nichts denken.

Einfach mal ausprobieren

Manchmal beschleicht einen der Gedanke, es einfach mal wieder auszuprobieren, einfach mal eine zu rauchen. Man fühlt sich sicher, da der Körper nicht mehr nach Nikotin verlangt. Das Schmachtgefühl ist komplett vergessen. Auch die Reiz-Reaktions-Verknüpfungen spielen meist keine Rolle mehr. Und doch ist da diese Neugierde, die Frage, ob man tatsächlich schon die Sucht komplett überstanden hat und ob man so willensstark ist, nur mal eine einzige Zigarette zu rauchen, und welche Auswirkungen dies wohl hätte. Also zündet man sich ganz mutig eine an. Wahrscheinlich heimlich, damit es keiner sieht, man hat ja schließlich aufgehört. Die Zigarette wird eklig schmecken, wie beim ersten Mal. „Toll", werden Sie wahrscheinlich denken, „ich habe es überwunden". Bei nächster Gelegenheit wird Ihnen vielleicht eine Zigarette angeboten und Sie greifen zu. Sie haben es ja schon ausprobiert, Ihnen „schmeckt" es nicht mehr, also sind Sie nicht mehr süchtig und können das Prinzip „Gelegenheitsraucher" aufgreifen.

Doch Vorsicht! Sie waren bereits einmal Gelegenheitsraucher, nämlich als Sie anfingen, sich das Rauchen anzutrainieren. Damals haben Sie auch nur in bestimmten Situationen geraucht, bis Ihr Körper immer süchtiger wurde und Sie anfingen, immer öfter und mehr rauchen zu müssen.

Manche Menschen wären trotzdem gern Gelegenheitsraucher. Aber Gelegenheitsraucher halten die psychische Abhängigkeit aufrecht und beschäftigen sich dadurch laufend mit dem Rauchen. Zudem machen sie immer wieder einen körperlichen Entzug durch, wenn sie eine Weile nicht rauchen. Konsequenter ist es, sich ganz gegen das Rauchen zu entscheiden, das Nikotin loszuwerden, die Nerven umzugewöhnen und alle psychologischen Verknüpfungen aufzulösen.

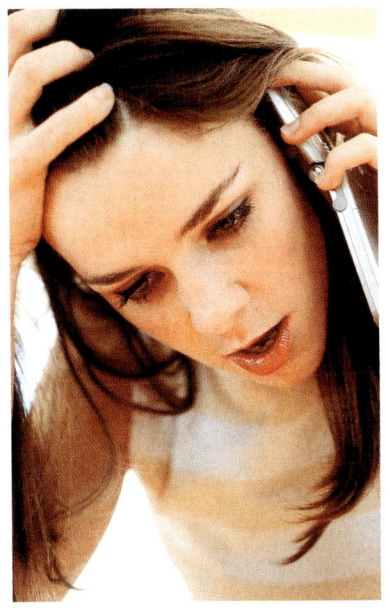

Schicksalsschläge

Katastrophen wie das Verunglücken einer nahestehenden Person, die Nachricht über eine ernste Krankheit bei sich oder einem Angehörigen oder der plötzliche Tod eines geliebten Menschen sind wahrscheinlich die schlimmsten Ereignisse, die einem widerfahren können. Von einem Moment auf den anderen bricht die Welt zusammen. Jeglicher Halt wird Betroffenen in solchen Au-

genblicken genommen. Viele beängstigende Fragen tauchen auf. Und der Griff zur Zigarette ist oft ein willkommener Ausweg, eine erste, ablenkende Maßnahme. Warum greifen Menschen, die bereits wochenlang „Frischluftatmer" sind, in solch einem Unglücksfall zu einer Zigarette? Weil sie es in den letzten Jahren genau so gehandhabt haben. In Situationen, in denen sie Angst und Unsicherheit empfanden, nicht weiter wussten, einen starken inneren Schmerz spürten, bot der Griff zur Zigarette Halt und Sicherheit. Bedenken Sie aber, was Ihnen die Zigarette in diesem Augenblick tatsächlich bringt – nichts! Sie wird die Situation in keiner Weise verändern.

Merke
Werden Sie nicht zum „Gelegenheitsraucher", denn Ihr Körper wird sich erneut an das Nikotin gewöhnen und Sie laufen Gefahr, wieder zum „normalen" Raucher zu werden.

Gewichtszunahme

Haben Sie ein paar Kilo zugenommen? Die Hose passt nicht mehr, oder Sie fühlen sich in Ihrer Haut nicht wohl? Denken Sie bitte nicht, Sie würden abnehmen, nur weil Sie wieder mit dem Rauchen beginnen. Fragen Sie Raucher, die genau aus diesem Grund wieder zur Zigarette gegriffen haben, und bitten Sie diese um eine ehrliche Antwort. Die meisten werden Ihnen sagen: „Ich habe nicht durch das Rauchen abgenommen, ich habe abgenommen, weil ich weniger gegessen habe." Viele werden Ihnen auch sagen: „Ich habe gar nicht abgenommen!"

Wenn Sie zugenommen haben, achten Sie genau auf Ihr Essverhalten. Führen Sie ein Tagebuch, in welchen Situationen Sie zu einem Stück Schokolade gegriffen oder einen Nachschlag genommen haben. Bitten Sie im Zweifelsfall Ihren Arzt, Ihnen einen guten Ernährungsberater zu empfehlen, und beginnen Sie, sich ausgiebiger zu bewegen.

Urlaub

Da man für gewöhnlich nur ein- oder zweimal im Jahr länger in den Urlaub fährt, ist es durchaus möglich, dass Sie schon alle Alltagssituationen ohne Zigarette erlebt haben – nur den Urlaub nicht. Ihnen kommt keine Situation mehr fremd vor ohne Zigarette,

Rauchfreier Urlaub

Beim Urlaub handelt es sich bei den meisten frischgebackenen Nichtrauchern um eine der letzten Reiz-Reaktions-Verknüpfungen auf dem Prüfstand. Gerade weil man nicht so oft in den Urlaub fährt, hat man diese Zeit noch nicht ohne Zigarette erlebt.
Wenn Sie in diesen Momenten immer an das Gelernte denken und sich dies bewusst machen, gewöhnen Sie sich auch im Urlaub schnell daran, die Tage ohne den Glimmstängel vollauf zu genießen.

für Sie ist alles normal geworden, Sie führen ein glückliches, gesundes Leben als „Frischluftatmer".
Und dann kommt der Urlaub. Sie freuen sich auf entspannende oder vielleicht auch sportreiche Tage. Am Urlaubsort angekommen, genießen Sie die unbeschwerte Zeit. Auf einmal beschleicht Sie ein komisches Gefühl und Sie erinnern sich an den letzten Urlaub: „Oh ja, da habe ich noch geraucht. Und beim Sonnenuntergang war die Zigarette besonders gut!" Das Gefühl, dass etwas fehlt, dass Sie etwas vermissen und der Urlaub noch nicht ganz perfekt ist, wird immer stärker und es kann dazu führen, dass Sie unbekümmert zur Zigarette greifen und rauchen. Wahrscheinlich mit dem Hintergedanken: „Wenn ich zu Hause bin, dann höre ich einfach wieder auf!"

Leider ist dies aber ein Trugschluss: Ihr Körper ist komplett nikotinfrei, und mit diesem Fehltritt machen Sie ihn innerhalb weniger Tage wieder abhängig von dem Gift und die Verknüpfungen beginnen sich von Neuem im Gehirn festzusetzen. Lassen Sie es sein, es lohnt sich nicht!

Nach der Schwangerschaft

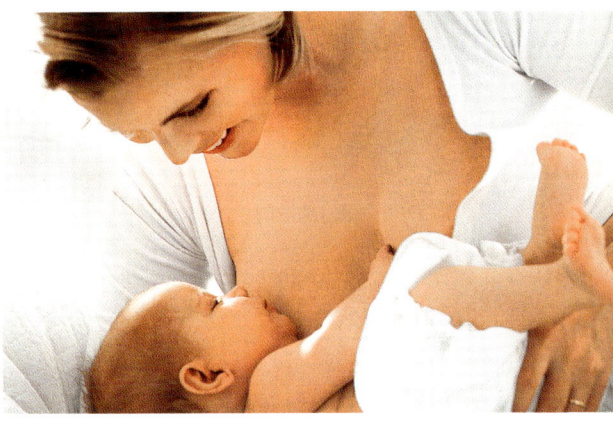

Vielen rauchenden Frauen ist bewusst, dass Rauchen während der Schwangerschaft schlecht für das ungeborene Kind ist. Deshalb hören die meisten sofort und ohne Schwierigkeiten auf, sobald der Arzt ihnen das freudige Ereignis mitteilt. Die Verantwortung für das ungeborene Kind erhält Priorität, und die werdende Mutter trifft eine einzige klare Entscheidung: „Für mein Kind will ich nur das Beste!" Die ganze Schwangerschaft über lebt man weiter im Bewusstsein, zum Wohle des Kindes nicht zu rauchen. Es fällt leicht, da es einen sehr wichtigen Grund gibt und sich alle Gedanken um das ungeborene Kind drehen. Voller Erwartung wird das Kinderzimmer eingerichtet, die nötigen Dinge werden besorgt. Selten hat man die Zeit, sich zum Thema „Rauchen" Gedanken zu machen.

Und dann ist das Baby da! Alles ändert sich. Die Tage als Eltern sind wunderschön, manchmal aber auch sehr anstrengend. Man muss sich rund um die Uhr um das Neugeborene kümmern, vielleicht sind auch noch die älteren Geschwister da, die Aufmerksamkeit einfordern. In diesem Moment kommt Ihnen dann das erste Mal wieder in den Sinn, einfach mal eine Zigarette zu rauchen. Sich für ein paar Minuten mit der Zigarette eine Auszeit zu nehmen, abzuschalten. Wahrscheinlich verwerfen Sie diesen Gedanken gleich wieder, Sie stillen ja noch, und alle Gifte würden sich dann auf Ihr Kind übertragen.

Eine große Chance

Eine Schwangerschaft ist eine gute Möglichkeit, für immer mit dem Rauchen aufzuhören! Am besten ist es natürlich, wenn beide Partner sich für ein Leben als Frischluftatmer entscheiden.

Merke
Am besten ist es natürlich, wenn Sie gar nicht zu Joints oder Ähnlichem greifen!

Sie haben also mit gutem Gewissen und ohne zu leiden während der ganzen Schwangerschaft nicht geraucht. Auch in der Stillzeit waren Sie „Frischluftatmerin". Sie sind stolz auf sich, wie toll Sie das gemeistert haben.

Und genau dann sollten Sie auf Ihre Gedankengänge aufpassen! Fangen Sie nicht an zu denken: „Ich habe so viele Mühen auf mich genommen, jetzt habe ich aber eine Zigarette verdient, dann kann ich mal wieder so richtig abschalten." Wenn Sie jetzt wieder rauchen, würde Ihr Körper heftigst auf die Zigarette reagieren.
Wenn Sie eine Pause brauchen, wenn Sie das Gefühl haben, kurz einmal Ruhe zu benötigen, dann setzen Sie sich besser allein in Ihr Zimmer oder legen Sie sich für kurze Zeit in den Garten auf einen Liegestuhl. Schließen Sie für ein paar Minuten die Augen, ruhen Sie sich aus. Nehmen Sie sich diese Momente für sich. Sie sind sehr wichtig. Aber bitte ohne Zigarette!

Kiffen

Der Konsum von Haschisch ist ein heikles Thema, dennoch sollte man offen damit umgehen.
Denn vielen Menschen ist nicht bewusst, dass man auch durch das Kiffen wieder abhängig vom Nikotin werden kann, da dem Joint in der Regel ganz normaler Tabak beigemischt wird.

Leider reicht das Nikotin in hin und wieder gerauchten Haschischzigaretten aus, um den nikotinfreien Körper wieder an das Gift zu gewöhnen. Und allmählich setzt das Schmachtgefühl wieder ein, bis man, ohne es wirklich zu merken, wieder langsam anfängt, normale Zigaretten zu rauchen.

Letzter Denkfehler

Herzlichen Glückwunsch! Ihr Körper ist komplett nikotinfrei, und Sie haben auch alle Situationen Ihres Lebens ohne Zigarette erlebt. Nicht zu rauchen ist mittlerweile für Sie genauso normal geworden wie jahrelang das Rauchen. Sie können richtig stolz auf sich sein!

Vielleicht kann es dennoch passieren, dass Sie eines Tages in eine Situation geraten, in der Sie sich gern eine Zigarette anstecken würden. Sei es, weil es eine besonders schöne Situation ist, z. B. zur Hochzeit Ihres Sohnes, zur Geburt Ihres Enkels, zu einem schönen runden Geburtstag, in einem

tollen Urlaub mit einem besonders schönen Sonnenuntergang
oder vielleicht, weil Sie eine ganz
schlimme Situation überstehen
müssen, den Tod eines nahen Angehörigen, einen Unfall, die Trennung von Ihrem langjährigen Partner. Oder vielleicht fühlen Sie sich
auch einfach nur unbeschreiblich
unglücklich, ohne einen konkreten
Anlass. Und der Gedanke an die
Zigarette wird immer stärker. Der
Wunsch, mal wieder eine zu rauchen, beschäftigt Sie immer mehr.
Sie meinen sich daran zu erinnern,
wie toll doch die Zigarette in solchen Situationen „geschmeckt"
hat und wie sehr sie Ihnen damals
beigestanden hat. Sie vertiefen
sich immer mehr in diesen Gedankengang, bis Sie die passende
Ausrede gefunden haben: „Ich habe jetzt schon jahrelang nicht
mehr geraucht. Eine einzige Zigarette wird mir schon nicht schaden. Ich weiß ja, ich kann jederzeit
wieder aufhören, das habe ich ja
wohl jetzt bewiesen!"

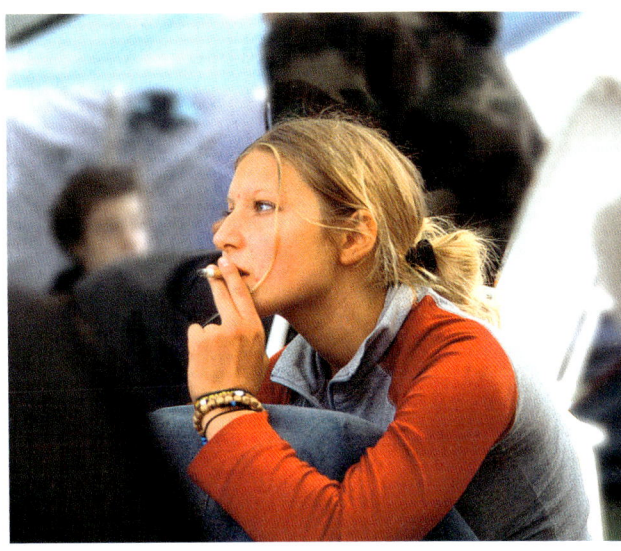

Und dann ist der Moment da, Sie
bitten einen rauchenden Kollegen
um eine Zigarette, nehmen sie in
die Hand, voller Vorfreude und Er-
wartungen, stecken Sie sich in
den Mund und zünden Sie an. Sie
inhalieren den ersten Zug bis tief
in die Lunge. Sie erwarten ein be-
ruhigendes, angenehmes, wohl-
vertrautes Gefühl.

Nikotin ändert nichts an der Situation!

Wie geht man damit um, wenn man eines Tages plötzlich wieder an Zigaretten
denken muss? Wie aus heiterem Himmel ist der Gedanke plötzlich da, oder
eine Situation ruft die Erinnerungen an den Glimmstängel hervor.
Genaues Hinsehen ist hier erforderlich! Denken Sie in diesem Moment mit!
Stellen Sie sich die Frage: „Was würde sich an der eingetretenen Situation
ändern, wenn ich jetzt eine Zigarette rauche?" Geben Sie sich selbst die Antwort: „Es würde sich an der Situation nichts ändern, außer, dass ich wieder
ein riesiges Problem hätte und vielleicht schnell wieder abhängig würde."

Merke
Es ist wichtig,
begleitend immer
wieder die
Grundsätze
dieses Buches
durchzulesen.

Leider falsch gedacht! Ihr Körper ist seit Langem nikotinfrei. Ihre Nerven haben sich schon längst umgebaut und empfinden das Nikotin wieder als das, was es ist – ein Nervengift! Die Flimmerhärchen in der Lunge sträuben sich gegen den einfließenden Rauch, und Sie fangen an zu husten, der Körper rebelliert. Ihnen wird schwindlig, leicht übel, der Darm fängt an zu rumoren, Sie bekommen weiche Knie, das Herz fängt an zu rasen, im Kopf fängt es an zu pochen. All das wird Sie aber wahrscheinlich nicht daran hindern, weiter an der Zigarette zu ziehen. Sie haben ja ein klares Bild vor Augen, wie gut Ihnen die Zigarette damals getan hat. Und genau dieses Gefühl wollen Sie auf alle Fälle wieder erreichen.

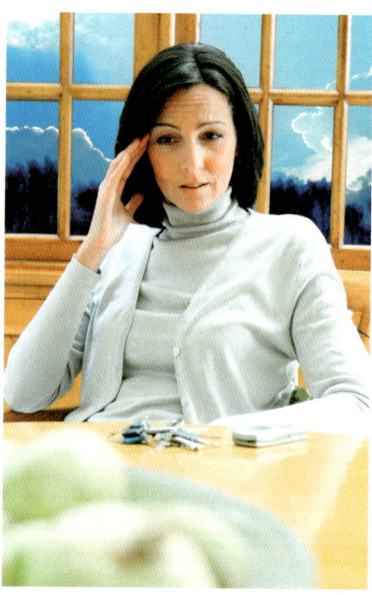

Etwas enttäuscht überlegen Sie sich eine weitere gute Ausrede, um die zweite Zigarette rauchen zu dürfen. Vielleicht kommt folgender Gedankengang auf: „Na ja, ich habe jetzt so lange nicht mehr geraucht, bestimmt schmeckt die zweite Zigarette schon viel besser! Mein Körper ist dieses Zeug wahrscheinlich nicht mehr gewöhnt." Genau so ist es! Ihr Körper braucht das Nikotin nicht mehr. Er fühlt sich wohl ohne schädliche Stoffe. Die zweite Zigarette wird dann möglicherweise ein wenig besser „schmecken". Der Hustenanfall hält sich in Grenzen, die Übelkeit nimmt etwas ab – doch das erwartete gute und entspannende Gefühl bleibt wieder aus. Also folgt die dritte Zigarette, daraufhin die vierte und die fünfte etc.

Und was passiert dann? Sie machen Ihren Körper wieder abhängig von Nikotin. Sie werden dadurch wieder zum Raucher. Genauso, wie Sie als Jugendlicher auch mit dem Rauchen begonnen haben. Die erste Zigarette war unangenehm, man musste mit viel Willensstärke rauchen lernen.

Sie haben das gleiche Gefühl erwartet, das Sie als Raucher erlebt haben, wenn das Schmachtgefühl langsam nachließ. Nur dieses Gefühl konnten Sie als Nichtraucher gar nicht erreichen, da das Schmachtgefühl bei Ihnen gar nicht mehr existiert. Sie mussten erst wieder zum Raucher werden, um dieses Gefühl zu bekommen.

Sagen Sie Nein!

Egal in welche Situation Sie zukünftig kommen werden, greifen Sie nicht mehr zur Zigarette! Sie brauchen das nicht! Stellen Sie sich vor, es würde Ihnen jemand eine Heroinspritze anbieten. Würden Sie diese annehmen? Natürlich nicht! Sie wissen ja, wie gefährlich Heroin ist und dass es süchtig macht!

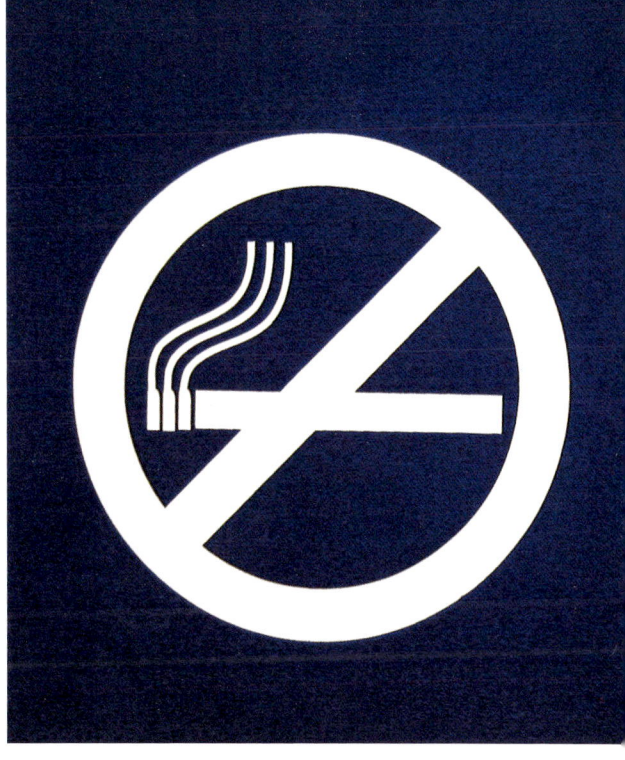

Sollten Sie in ein paar Jahren in irgendeine Situation kommen, in der Sie unbedingt rauchen wollen, machen Sie sich vorher klar: „Die erste Zigarette wird mir nicht guttun, da mein Körper nicht mehr an das Nikotin gewöhnt ist. Das wird dazu führen, dass ich mir eine zweite Zigarette anstecken werde. Und dann die dritte und die vierte und die fünfte usw."
Und fragen Sie sich, ob es Ihnen das wert ist. Nein, natürlich nicht! Das Leben eines Nichtrauchers ist doch viel schöner.
Nehmen Sie aus genau diesem Grund nie mehr Nikotin zu sich. Nicht als Pflaster, Kaugummi, Zigarre, Pfeife, Schnupftabak oder in einer Shisha!
Nikotin ist ein starkes Nervengift, und Ihr Körper wird davon innerhalb kürzester Zeit abhängig. Und der Körper braucht das Nikotin genauso wenig wie Heroin oder andere Nervengifte.

Weitere Ausstiegshilfen

- Die Bücher „Luft" von Stefan Frädrich und „Günter, der innere Schweinehund wird Nichtraucher" von Thilo Baum und Stefan Frädrich sind sehr unterhaltsam geschrieben und eine schöne Zusatzlektüre.
- Als weitere Hilfe bietet sich auch eine Nichtraucher-DVD an, z. B. „Nichtraucher in 5 Stunden" vom Institut für Gesundheitscoaching.

Andere Wege zum Leben als Nichtraucher

Neben der oben beschriebenen Schlusspunktmethode gibt es natürlich noch zahlreiche andere Methoden und Wege, zu einem Leben als „Frischluftatmer" zu kommen. Im Folgenden werden diese verschiedenen Möglichkeiten kurz vorgestellt.

Nichtraucherseminar

Eine Seminargruppe ist für viele Menschen eine gute Stütze – man schafft den Ausstieg gemeinsam besonders leicht.

Viele Menschen können leichter in einer Gruppe, gemeinsam mit anderen Betroffenen, von der Sucht loskommen.

In einem Nichtraucherseminar lernt man, wie sich das eigene Suchtverhalten ändern lässt, lernt die persönlichen Reiz-Reaktions-Situationen kennen und erfährt, wie man am besten damit umgeht. Der Trainer kann sich persönlich um die einzelnen Teilnehmer kümmern und auf individuelle Fragestellungen eingehen. Er gibt Tipps und Anleitungen, wie man am besten mit dem Rauchen aufhören kann.

Gemeinsam mit anderen Betroffenen kann man auch Probleme und Möglichkeiten besprechen und bei auftretenden Fragen den Trainer direkt ansprechen. Teilweise zahlen die Krankenkassen einen Zuschuss. Fragen Sie einfach bei Ihrer Krankenkasse nach.

Verhaltenstherapie

Auch in der Verhaltenstherapie wird Ihnen alles rund um das Thema Rauchen erklärt. Dieser Ansatz betont die Bedeutung der Selbsterkenntnis, um ein Leben ohne Zigaretten zu erlernen. Teilweise wird in der Verhaltenstherapie auch mit Nikotinprodukten gearbeitet.

Die Therapie findet einzeln und in Gruppen statt. Die meisten Programme bestehen aus mehreren Sitzungen. Man trifft sich einmal wöchentlich, bis man bei einem der letzten Treffen die Zigaretten wegwirft.

Die Verhaltenstherapie eignet sich vor allem für Raucher, die beim

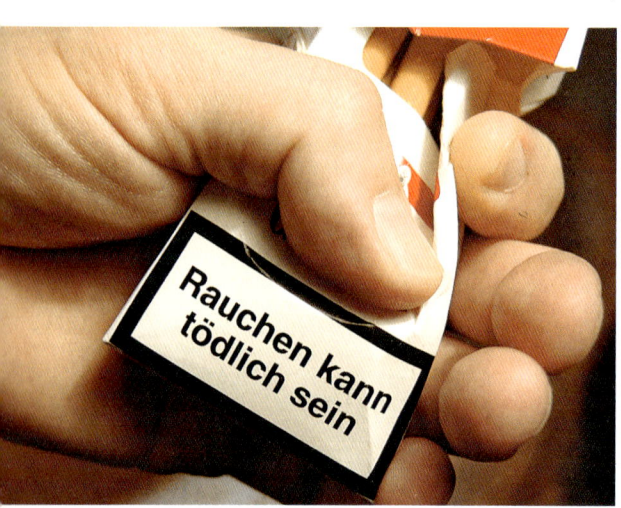

Rauchen kann tödlich sein

Aufhören eine intensive psychologische Betreuung wünschen. Teilweise geben die Krankenkassen einen Zuschuss. Erkundigen Sie sich bei Ihrer Krankenkasse.

Nikotinpräparate

Diese Präparate, wie Kaugummis, Pflaster oder Nasenspray, führen dem Körper Nikotin über die Mundschleimhaut oder die Haut zu. So vermindern sie das biologische Verlustgefühl (Schmacht), es befriedigt die Sucht, ohne dass weiterhin zahlreiche, zusätzlich schädliche Stoffe aufgenommen werden. Wer unter körperlichen Entzugserscheinungen leidet, kann sich den Ausstieg mit Nikotinpräparaten erleichtern. Die Dosis wird dabei immer weiter reduziert, bis man letztendlich ganz ohne die Nikotinpräparate auskommt. Die psychologische Abhängigkeit wird bei dem Einsatz von Nikotinpräparaten allerdings vollkommen außer Acht gelassen. Nikotinpräparate sind verschreibungspflichtig und müssen aus eigener Tasche bezahlt werden.

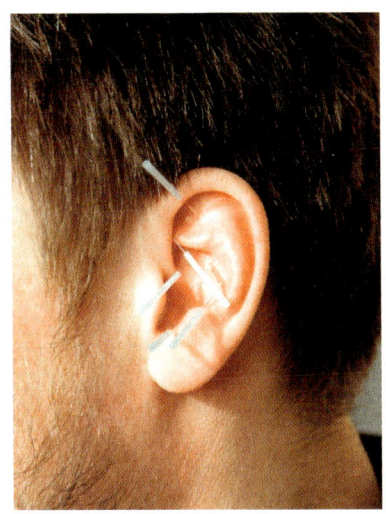

Manche Hypnotiseure arbeiten auch mit der sogenannten Aversionsmethode, indem sie z. B. dem Raucher einreden, er hätte Asche im Mund. Dabei stellt sich ein ekliger Geschmack ein, den der Raucher nachhaltig schmeckt. Hypnose soll den Kreislauf der positiven Verknüpfungen mit der Zigarette durchbrechen. Wer sich auf eine Hypnose mit gutem Gewissen einlassen kann und offen dafür ist, kann diese Methode als weitere Unterstützung ausprobieren.

Die gesetzlichen Krankenkassen dürfen Medikamente zur Raucherentwöhnung (auch Nikotinpflaster etc.) nicht zahlen.

Hypnose

Hierbei wird man zunächst in einen tiefen Entspannungszustand versetzt. Der Hypnotiseur gibt einem das Gefühl, dass Nichtrauchen schön und Rauchen schlecht ist – die Lust auf das Rauchen verschwindet.

Akupunktur

Bei der Akupunktur werden dem Raucher an bestimmten Stellen kleine Nadeln in den Körper gestochen. Das soll das Rauchverlangen dämpfen.
Allerdings existiert hierfür weder eine wissenschaftliche Erklärung

noch ein Wirksamkeitsbeweis. Auch wirkt die Akupunktur nur auf die vergleichsweise geringe biologische Sucht ein und lässt die psychologische Suchtseite aus dem Spiel. Eine weiterführende Maßnahme wäre auch hier angebracht.

Medikamente

Denken Sie immer daran: Wer nicht wirklich mit dem Rauchen aufhören will, bei dem hilft auch die beste Pille nichts.

Bupropion

Hierbei handelt es sich um ein verschreibungspflichtiges Antidepressivum mit dem Wirkstoff Bupropion. Dieses Medikament kann einem den Ausstieg ebenfalls erleichtern. Es verringert die Lust auf Zigaretten und dämpft die Entzugserscheinungen im Gehirn. Die Einnahmedauer beträgt mehrere Wochen.

Vareniclin

Seit März 2007 sind in Deutschland auch Medikamente mit dem neuen Wirkstoff Vareniclin zugelassen. Hierbei handelt es sich um Nikotinersatzprodukte.

Der Wirkstoff Vareniclin lagert sich an die gleichen Rezeptoren an wie Nikotin und bewirkt eine Freisetzung des Botenstoffs Dopamin. Die Menge des Dopamins, die ausgeschüttet wird, ist aber im Gegensatz zu der Reaktion bei Nikotin geringer und hält länger an. Außerdem blockiert Vareniclin die Andockstelle für Nikotin. Somit wird beim Rauchen der vom Nikotin erwünschte Effekt nicht mehr hervorgerufen. Die Dauer der Einnahme liegt ungefähr bei zwölf Wochen.

Auch bei diesem Medikament zielt die Wirkung ausschließlich auf die körperliche Sucht. Die psychologische Komponente wird außer Acht gelassen. Die Krankenkassen dürfen dieses Medikament nicht zahlen. Langzeitstudien liegen bis jetzt nicht vor.

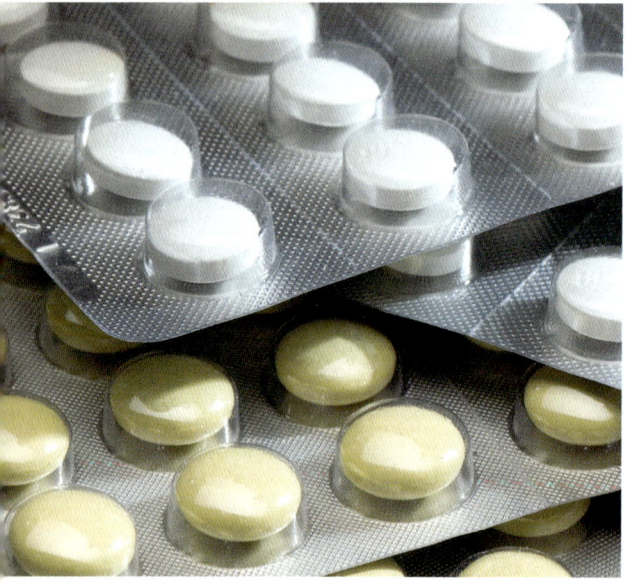

Weiterführende Informationen

Wenn man anfängt, sich mit einem interessanten Thema zu beschäftigen, möchte man immer mehr darüber wissen.
Falls Sie also noch weitergehende Fragen rund um das Thema Rauchen haben sollten oder Sie sich generell intensiver mit diesem Thema beschäftigen möchten, gibt es eine Reihe von Institutionen, die Ihnen weiterhelfen. Nachfolgend finden Sie einige hilfreiche Adressen. Klicken Sie auf die Homepages – oft finden sich auch dort interessante Informationen.

Adressen und Ansprechpartner

Luftfabrik
Dircksenstraße 45
10178 Berlin
Telefon 030/21092261
info@luftfabrik.de
www.nichtraucher-in-fuenf-stunden.de

Pigdog Consulting
Friesenwall 118
50672 Köln
Telefon 0221/9543233
info@pigdog.de
www.nichtraucher-in-fuenf-stunden.de

Institut für Gesundheitscoaching
Friesenwall 118
50672 Köln
Telefon 0221/9543233
info@ifgc.de
www.ifgc.de

Informationsstellen zum Rauchen
Bundesvereinigung für Gesundheit e. V.
Heilbachstraße 30
53123 Bonn
bfge.rg@bfge-2.de
www.bvgesundheit.de

IFT Institut für Therapieforschung
Parzivalstraße 25
80804 München
www.ift.de

Deutsche Hauptstelle für
Suchtfragen e. V. (DHS)
Westring 2
59065 Hamm
Telefon 02381/90150
www.dhs.de

Deutsches Krebsforschungs-
zentrum
Im Neuenheimer Feld 280
69120 Heidelberg
Telefon 06221/423007
Rauchertelefon 06221/424200
(Mo–Fr 15–19 Uhr)
rauchertelefon@dkfz-
heidelberg.de
www.dkfz.de

Deutsche Herzstiftung e. V.
Vogtstr. 50
60322 Frankfurt am Main
Telefon 069/9551280
www.herzstiftung.de

Nichtraucher-Initiative
Deutschland e. V.
Carl-von-Linde-Straße 11
85716 Unterschleißheim
Telefon 089/3171212
nid@nichtraucherschutz.de
www.nichtraucherschutz.de

Institut für Nikotinforschung und
Raucherentwöhnung
Johannesstraße 85–87
99084 Erfurt

Telefon 0361/645080
www.inr-online.de

Medical Contact AG
Telefonische Proaktive Raucherentwöhnung
Kronprinzenstr. 5–7
45128 Essen
Telefon 0201/1791153
info@medical-contact.de
www.medical-contact.de/versi-
cherte/praevention/raucherent-
woehnung/

Beratung zur Nikotinentwöhnung
Bundeszentrale für gesundheitliche Aufklärung (BZgA)
Ostmerheimer Straße 220
51109 Köln
Hotline zum Nichtrauchen
0180/5313131
Informationstelefon zur Sucht-
vorbeugung 0221/892031
www.bzga.de

Arbeitskreis Raucherentwöhnung
an der Universitätsklinik für
Psychiatrie und Psychotherapie
Tübingen
Herrenberger Str. 23
72070 Tübingen
Telefon 07071/2987346
www.medizin.uni-
tuebingen.de/ukpp/akr

Ärztlicher Arbeitskreis Rauchen
und Gesundheit e. V.
Postfach 1244
85379 Eching/München
Telefon 089/3162525
www.aerztlicher-arbeitskreis.de

Bildnachweis

Wir bedanken uns herzlich bei allen Bildlieferanten, die uns durch die Bereitstellung von Abbildungen freundlicherweise unterstützt haben.

aboutpixel.de: Thomas Pieruscheck 9; Arnim Schindler 33, 64; Frank 36; Katharina 54; Baby-Walz: Steinstr. 28, 88339 Bad Waldsee, Bestellungen unter der kostenpfl. Telefonnummer 01805-334011: 117; Bilderbox: 92; djd deutsche journalisten dienste: djd/Cefag 15; djd/Jafra Cosmetics 86; djd/Catharina Puppel 90; djd/WESCO 93; djd/Bepanthen 109; djd/HDI 115; digitalstock.de: 26, 30, 37; Fotolia.de: Jason Stitt 11, 59; Aurelio 13; Anette Linnea Rasmussen 14; Netwalker 21; godfer 22; Imatt12 24; nsphotography 27; Yuri Arcurs 29; Radu Razvan 42; Kai Koehler 43; David Davis 46; Sven Weber 55, 72, 122; Kica Henk 62; Thomas Weitzel 68; Hendrik Nölle 94; Yulia Saponova 99; Martin Allinger 100; Udo Kroener 113; Hexal AG: 49, 66, 103 u.; Klosterfrau Gesundheitsdienst: 6 o.; 7 M.; 9; 38, 75; 112; 124; mauritius images: 6 M. und o.; 7 o.; 16; 78; 80; 83, 89, 96, 107; Oppenauer, Doris: 41, 44, 45, 48, 52, 82; PhotoCase.com: Soma 12; igl3 35; Jabou 47; Thomas K. 50; endostock 53; audiographer 56; Dragon30 98; Kandel 101; Chocolat 103 o.; Andre Döring 105; rokit_de 114; b3dman 119; Picture alliance: 91, 57, 123; Pixelio.de: Brandt-Marke 39; Jerzy Sawluk 58; Rolf van Melis 70; Ernst Rose 74; ratiopharm GmbH: 120; Stock.xchng: Georgios M. W. 5; madmayhem 18; Vasant Dave 19; Tolga Kostak 25; Akbar Nemati 31; Borge Sandnes 35 o.; Päivi Rytivaara 65; Marko Faas 71; Ophelia Cherry 85; Christopher Grondal 87; Patryk AKA Costa 111; Gözde Otman 121